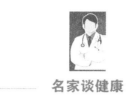

名家谈健康

《大众医学》杂志 70 年精华丛书

别让糖尿病伤害你

值得珍藏的 100 个糖尿病防治

小知识

《大众医学》编辑部
汇编

U0250956

上海科学技术出版社

图书在版编目（ＣＩＰ）数据

别让糖尿病伤害你：值得珍藏的100个糖尿病防治小知识 /《大众医学》编辑部汇编. —上海：上海科学技术出版社，2018.9

（名家谈健康：《大众医学》杂志70年精华选编）

ISBN 978-7-5478-4145-7

Ⅰ.① 别… Ⅱ.① 大… Ⅲ.① 糖 尿 病 – 防 治 Ⅳ.①R587.1

中国版本图书馆CIP数据核字（2018）第184312号

别让糖尿病伤害你

值得珍藏的100个糖尿病防治小知识

《大众医学》编辑部 汇编

上海世纪出版（集团）有限公司
上 海 科 学 技 术 出 版 社 出版、发行

（上海钦州南路 71 号 邮政编码 200235 www.sstp.cn）

上海盛通时代印刷有限公司

开本 787×1092 1/16 印张 13

字数：178 千字

2018 年 9 月第 1 版 2018 年 9 月第 1 次印刷

ISBN 978-7-5478-4145-7/R·1696

定价：30.00 元

序

    2016 年 8 月，习近平总书记在全国卫生与健康大会上提出：没有全民健康，就没有全面小康，要把人民健康放在优先发展的战略地位。党的十九大报告也明确提出实施健康中国战略，为人民群众提供全方位、全周期的健康服务。要实现全民健康的宏伟目标，除了积极构建完善的医疗保障体系、提高医疗技术水平以外，必须大力推动医学科普工作，通过多种形式普及医学科学知识，提高人民群众的健康素养，促使其主动争取健康，做到未病先防、有病早治。

    1948 年，裘法祖教授、过晋源教授等在上海创办了我国第一本医学科普杂志——《大众医学》。作为医学保健知识的传播媒介，《大众医学》在兼顾趣味性、通俗性、实用性的同时，始终牢牢把握"让医学归于大众"这个前提，坚持约请学有专长、拥有第一手资料的专业人员撰稿。许多医学界的老前辈、知名三甲医院的学科带头人都曾多次为杂志撰稿，宣传和普及最新医学科学知识。

    在创刊 70 周年之际，《大众医学》编辑部从多年来积累的大量医学科普资源中，筛选出一批集权威性、科学性、通俗性、实用性于一体的优质科普文章，汇编成"名家谈健康"系列丛书。丛书涉及健康理念、常见慢性病防治、中医养生、女性保健等多个领域，汇集了数百位名医名家的优秀作品，通俗易懂、科学实用，是一套十分适合广大人民群众反复阅读、认真学习的医学科普参考书。

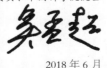

《大众医学》顾问委员会主任委员、中国科学院院士

2018 年 6 月

糖尿病是当前威胁全球人类健康的最重要的慢性非传染性疾病之一。预计到 2030 年，全球糖尿病患者将达到 5.5 亿。在我国，随着经济发展、人们生活方式的改变，糖尿病已经成为一种达到广泛流行程度的疾病，是我国面临的一个重大的公共卫生问题，对人民健康造成了严重影响。

糖尿病是一种慢性疾病，长期血糖控制不良所带来的大血管及微血管并发症是糖尿病患者致死致残的主要原因。所幸的是，糖尿病是一种可防可治的疾病。多年来，防治糖尿病的观念和方法不断发展和完善，伴随着我国糖尿病患病率和患病人数的激增，糖尿病的预防、诊断、治疗等方面也不断出现令人振奋的进展。对糖尿病进行合理、有效的管理，一方面将极大提高糖尿病患者的生存质量和预期寿命，另一方面也将减轻个体、国家和社会的经济负担。

本书集《大众医学》杂志七十年之精华，精心挑选了一百篇专家撰写的优秀科普文章，以期帮助大家远离糖尿病。书中内容皆出自全国内分泌学、营养学等领域的名家之手，事无巨细地为读者介绍糖尿病防治的方方面面。

本书主要内容分为"基础篇""预防篇""诊断篇""治疗篇""保健篇""误区篇"六部分，涉及预防、饮食、运动、用药、病情监测等几大类，内容丰富，面面俱到。希望读者通过这本书全面认识糖尿病，做到早发现、早治疗，并在日常生活中做好保健，远离防治误区。

最后，愿糖尿病患者都能与"糖"共舞，让生活更有质量、更加美好。

《大众医学》编辑部

2018 年 6 月

鸣谢

（以姓氏拼音字母为序）

—— 包玉倩　上海交通大学附属第六人民医院内分泌代谢科主任医师

—— 蔡东联　海军军医大学附属长海医院营养科教授

—— 曾天舒　华中科技大学同济医学院附属协和医院内分泌科主任医师

—— 陈璐璐　华中科技大学同济医学院附属协和医院内分泌科教授

—— 高　鑫　复旦大学附属中山医院内分泌科教授

—— 高　妍　北京大学第一医院内分泌科主任医师

—— 过晋源　华中科技大学同济医学院附属同济医院内科学教授

—— 黄　勤　海军军医大学附属长海医院内分泌科教授

—— 贾伟平　上海交通大学附属第六人民医院内分泌代谢科教授

—— 李　锐　上海市疾病预防控制中心慢性非传染性疾病与伤害防治所主任医师

—— 李光伟　中国医学科学院阜外医院内分泌与心血管病诊治中心教授

—— 李连喜　上海交通大学附属第六人民医院内分泌代谢科主任医师

—— 李裕明　华中科技大学同济医学院附属协和医院内分泌科教授

—— 李长玉　中国人民解放军第 404 医院内分泌科教授

—— 林寰东　复旦大学附属中山医院内分泌科主任医师

—— 林金芳　复旦大学附属妇产科医院妇科教授

—— 刘　芳　上海交通大学附属第六人民医院内分泌科主任医师

—— 陆颖理　上海交通大学医学院附属第九人民医院内分泌科教授

—— 罗飞宏　复旦大学附属儿科医院内分泌遗传代谢科主任医师

—— 倪兆慧　上海交通大学医学院附属仁济医院肾脏科教授

—— 宁　光　上海交通大学医学院附属瑞金医院内分泌科教授

—— 殳雪怡　复旦大学附属中山医院内分泌科副主任医师

—— 苏　青　上海交通大学医学院附属新华医院内分泌科主任医师

—— 隋春华　上海交通大学医学院附属第九人民医院内分泌科副主任医师

—— 孙建琴　复旦大学附属华东医院营养科教授

—— 王建华　山东省济南医院糖尿病诊疗中心主任医师

—— 王陇德　北京大学公共卫生学院教授

—— 王卫庆　上海交通大学医学院附属瑞金医院内分泌科教授

—— 王玉珍　中国人民解放军第 306 医院全军糖尿病诊疗中心副主任医师

—— 魏　丽　上海交通大学附属第六人民医院内分泌代谢科主任医师

—— 吴　强　上海交通大学附属第六人民医院眼科主任医师

—— 吴　晞　复旦大学附属华山医院内分泌科副主任医师

—— 向红丁　北京协和医院内分泌科教授

—— 许樟荣　中国人民解放军第 306 医院全军糖尿病诊疗中心主任医师

—— 杨　涛　江苏省人民医院内分泌科教授

—— 于　康　北京协和医院临床营养科教授

—— 于浩泳　上海交通大学附属第六人民医院内分泌代谢科副主任医师

—— 张　锋　上海交通大学附属第六人民医院内分泌代谢科副主任医师

—— 张　频　上海交通大学附属第六人民医院普外科教授

—— 张翼飞　上海交通大学医学院附属瑞金医院内分泌科副主任医师

—— 周　健　上海交通大学附属第六人民医院内分泌代谢科副主任医师

—— 朱继珩　复旦大学附属中山医院老年病科副主任医师

—— 邹大进　同济大学附属第十人民医院教授

目录

保健篇 / 141

基础篇

1

什么是糖尿病

　　糖尿病是由于胰岛素不足而引起的代谢性疾病，基本特征是长期高血糖。胰岛素是由胰腺中的 B 细胞分泌的，是葡萄糖代谢中不可缺少的一种激素。当胰岛素分泌不足时，葡萄糖利用及贮存受阻，血液中葡萄糖浓度（血糖浓度）就会升高。血糖浓度超过一定水平，多余的葡萄糖便通过肾脏排出体外，这时化验小便会发现尿糖阳性，故称糖尿病。

　　公元前 1550 年的古埃及文献中已有多食、多尿病症的记载。我国《黄帝内经》中也有"消渴"的记载。在胰岛素被发现前，美国科学家曾用饥饿疗法治疗糖尿病，但患者都被饿得骨瘦如柴，且平均只能活两年。1921年，加拿大的班廷医生发现了胰岛素，令糖尿病治疗进入新纪元。

　　胰岛素的发现给糖尿病患者带来了福音，但当时治疗糖尿病只用胰岛素和饮食控制，没有明确的运动疗法、药物治疗和血糖检测等内容，且胰岛素制剂不纯，一次注射量较多。1956 年，磺脲类降糖药甲磺丁脲被发现，经过长达 50 年的不断研究与创新，糖尿病的分型、诊断和治疗有了统一的标准。与此同时，糖尿病的治疗进入了口服降糖药、饮食、运动和胰岛素的综合治疗阶段，治疗观念也有了很大变化。如今的糖尿病治疗技术和手段已今非昔比，糖尿病患者若能积极配合医生治疗，注意病情监测，都能把自己的血糖控制在正常范围，可以和普通人一样享受美好人生。

　　随着现代科学技术的不断发展，一些有望根治糖尿病的方法已在研发之中，如胰腺或胰肾联合移植、胰岛细胞移植、胚胎干细胞或自体干细胞移植等。相信在不久的将来，糖尿病这一"顽症"会被人类攻克。

糖尿病会"传染"吗

2型糖尿病是一种由遗传与环境因素共同决定的复杂疾病。

遗传因素决定了个体的糖尿病易感性，如果父母有一方患糖尿病，后代糖尿病患病风险增加1倍；如果父母双方都患糖尿病，后代糖尿病患病风险增加更为明显；如果兄弟姐妹中有人患糖尿病，糖尿病患病风险增加约2倍。因此，遗传因素在糖尿病家族聚集倾向中起关键作用。

与遗传因素相比，环境因素，如肥胖、体力活动、饮食习惯、性格特征等，在2型糖尿病发生发展中可能起到更为重要的作用。居民生活水平提高、营养过剩、体力劳动减少、工作和生活压力增加、环境污染加重等，一系列糖尿病相关危险因素和有害生活方式的聚集导致中国2型糖尿病的大流行。

配偶之间的遗传背景往往不相关，但他们通常具有相同或相似的环境暴露，如共同的社会经济地位、教育水平、饮食习惯和体力活动水平等。高脂肪低纤维素饮食、长期静坐生活方式、社会心理压力、不规律生活作息、吸烟、酗酒及环境内分泌干扰物等心血管代谢病危险因素在年轻夫妻中的流行趋势更为严峻，糖尿病等代谢性疾病的"传染"现象可能同样存在，因此更加需要引起警惕。当一个人的配偶或家人被诊断为糖尿病后，他/她更应关注自身的血糖状态，积极参加常规体检，以便早期发现自身可能已经存在的血糖异常。改变不良生活方式、合理饮食、积极运动，是预防和治疗糖尿病最有效的方法。

3

糖尿 ≠ 糖尿病

诊断糖尿病的依据是血糖而不是尿糖，尿糖阳性并非一定就是糖尿病，因为除了糖尿病之外，还有多种原因可引起尿糖阳性。

食后糖尿（也称"滋养性糖尿"） 糖尿发生于摄入大量糖类食物后，或因吸收太快，导致血糖浓度暂时性升高，超过肾糖阈而发生一过性糖尿，但空腹血糖及糖耐量试验正常。

饥饿性糖尿 长期饥饿的人突然饱餐一顿，尤其是进食大量甜食后，往往尿糖会呈阳性。这是因为在饥饿期内血糖偏低，胰岛 B 细胞基本处于半休息状态，当突然大量进食后，胰岛 B 细胞一时不能适应，引起胰岛素分泌相对不足而导致血糖暂时性升高和糖尿。另外，饥饿时生长激素分泌增多，可使糖耐量减低，也会促使血糖升高而出现糖尿。

应激性糖尿 常见于急性脑卒中、脑外伤、颅骨骨折、脑肿瘤、麻醉等。在这些应激状态下，有时血糖会暂时性过高，伴有糖尿。随着应激状态结束或麻醉药失效，血糖会恢复正常，尿糖转为阴性。

肾性糖尿 由于肾小管再吸收葡萄糖的能力减低（肾糖阈下降），故血糖正常而尿糖阳性，常见于妊娠期妇女、家族性肾性糖尿（又称"原发性肾性糖尿"或"良性糖尿"）、慢性肾脏疾病、遗传或获得性肾小管疾病等。肾性糖尿往往与某些肾小管缺陷有关，其特点是有糖尿而不伴有高血糖，患者无论空腹或饭后，任何一次尿液标本均含有糖，但空腹血糖及葡萄糖耐量试验均正常。

假性糖尿（尿糖假阳性） 通常测定尿糖的硫酸铜试验是利用糖的还原性显色。尿中也有不少物质具有还原性，如葡萄糖醛酸、尿酸、维生素

C 以及一些随尿排泄的药物（异烟肼、水合氯醛、吗啡、洋地黄、噻嗪类利尿剂）等，当它们在尿中浓度升高时，也可以出现尿糖假阳性，称为"假性糖尿"。临床可通过特殊的葡萄糖试验加以鉴别。

由此可见，凡尿糖阳性者，均应做糖尿病相关检查，以求明确诊断，切不可单凭尿糖阳性就轻易得出糖尿病的结论。

4

糖尿病有哪些症状

不同类型、不同病期的糖尿病有不同的表现，轻者可以毫无感觉，重者可以影响生活，可以是典型的症状，也可以是非特异性、似乎很难与糖尿病联系在一起的症状。

糖尿病的典型症状是多尿、多饮、多食与体重减轻，俗称"三多一少"。

多尿　不仅指尿的次数增多，而且尿量也明显增加，24 小时内可有 20 多次，尿量达 2~3 升，甚至 10 升之多。尿液泡沫多，尿渍发白、发黏。多尿是因为血糖升高，超过肾糖阈（8.9~10 毫摩/升），排入尿中的糖增加，导致尿次数与尿量增多。

多饮　尿多之后，患者体内的水分减少，引起大脑口渴中枢兴奋而思饮。

多食　由于血糖不能进入细胞，不能为细胞利用，患者大脑饥饿中枢兴奋而引起多食，且进食后无饱腹感，造成进食次数和进食量都明显增多。

体重减轻　患者体内葡萄糖利用减少，脂肪分解增加，蛋白质合成不足、分解加快等，均会引起体重减轻。

除了上述典型症状，糖尿病患者还可能会出现其他表现，如疲乏无力、

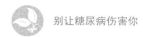

容易感染、皮肤感觉异常、视力障碍、性功能障碍等。

5

糖尿病患者并非都有"三多一少"

"三多一少"表现的起因是高血糖。一般而言，当血糖水平超过 10 毫摩 / 升时，尿中才会有糖。也就是说，若患者有"三多一少"症状，血糖大多在此水平以上。此外，由于老年人排出糖分的能力有所下降，故当老年人出现"三多一少"症状时，血糖水平更高，一般在 13~15 毫摩 / 升。而血糖水平低于 10 毫摩 / 升的糖尿病患者可以没有"三多一少"症状。

国内几家大医院曾做过调查，在新诊断的糖尿病患者中，约 3/4 的患者没有任何糖尿病症状。因此，无任何症状的中老年人在做常规体检或因其他疾病就医时，都不妨查一次血糖。

6

糖尿病分型

1 型糖尿病　发病年龄轻，大多＜30 岁，起病突然，多尿、多饮、多食、体重减轻症状明显，血糖水平高，不少患者以酮症酸中毒为首发症状，血清胰岛素和 C 肽水平低下，胰岛细胞抗体（ICA）、胰岛素自身抗体（IAA）或谷氨酸脱氢酶抗体（GAD-Ab）可呈阳性。单用口服药无效，需用胰岛素治疗。

2 型糖尿病 常见于中老年人，肥胖者发病率高，常可伴有高血压、血脂异常、动脉硬化等疾病。起病隐匿，早期无任何症状，或仅有轻度乏力、口渴，血糖增高不明显者需做糖耐量试验才能确诊。血清胰岛素水平早期正常或增高，晚期低下。

孕期糖尿病 包括妊娠期糖尿病（妊娠期间发生的不同程度的糖代谢异常，但血糖未达到糖尿病的诊断标准）、妊娠期显性糖尿病（孕期任何时间血糖达到非孕人群糖尿病诊断标准）和孕前糖尿病（孕前确诊的糖尿病）。

特殊类型糖尿病 指有明确发病原因和机制的糖尿病，属于众人熟知的 1 型、2 型及孕期糖尿病之外的一类糖尿病，迄今已知近百种。

7

糖尿病危害在于并发症

糖尿病本身并不可怕，可怕的是长期高血糖引起的各种并发症、合并症。

急性并发症 包括糖尿病酮症酸中毒、糖尿病非酮症高渗综合征、乳酸性酸中毒，如果患者不能得到及时有效救治，死亡率很高。

慢性并发症 涉及心、脑、眼、肾、足、神经等全身重要器官和组织。慢性并发症的发生、发展，会使糖尿病患者的生活质量大打折扣。

糖尿病患者还会发生低血糖、感染等严重威胁健康和生命的合并症。

认识糖尿病的诸多急慢性并发症，了解它们的特点，有针对性地加以预防和控制，是与糖尿病作战的重要环节。

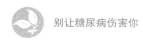

近半糖尿病患者有心理障碍

糖尿病是一种终身性疾病，并发症发生率很高。一旦发生并发症，不仅具有致残、致死性，后果严重，而且还会对社会和家庭造成沉重的经济负担，因而患者本人及家属精神上承受的压力都很大。

糖尿病患者心理障碍的发生率可高达 30%~50%，主要表现为抑郁症、焦虑症、强迫症、恐惧症等。有心理障碍者，生活质量明显降低，仅为理想水平的 7 成。

糖尿病虽无法治愈，但并发症却可避免

不少糖尿病患者认为，糖尿病就像是"不治之症"，无法根治，即使治疗了，那些可怕的慢性并发症也无法避免。确实，对绝大多数患者而言，糖尿病目前的确无法治愈。这是因为在糖尿病的发病因素中，有很多因素不是人力所能控制的，如遗传、环境、病毒感染等。

但幸运的是，糖尿病并不如人们想象中那么可怕。只要控制好血糖、血压，调整好血脂，尽可能把体重控制在正常范围内，绝大多数糖尿病患者可以避免发生严重的并发症，完全可以享受正常的人生。在临床上，十多岁就患上糖尿病，活到七八十岁，未发生严重慢性并发症的患者并非罕见。

10

做好打持久战的准备

对糖尿病患者来说，一切中西药物、保健品、食品和其他糖尿病治疗，仅是控制好糖尿病的手段。如果有人说能根治糖尿病，那绝对是骗人的假话，大家千万不要轻信，随意终止正规治疗，会贻误病情，甚至酿成大祸。有些糖尿病患者的病情很轻，经过一段时间的正规治疗，血糖可以降至正常，甚至不用药也能将血糖维持在正常范围，但这并不意味着糖尿病已被治愈，如果放松治疗，糖尿病就会卷土重来。

预防篇

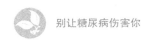

改善胰岛素抵抗

胰岛素抵抗并不是一种疾病，而是一种病理现象。胰岛素是人体分泌的一种调节代谢的激素。顾名思义，胰岛素抵抗就是身体对自身胰岛素代谢调节作用的敏感性下降了。最初，胰岛素调节糖代谢的能力被用来衡量身体对胰岛素的敏感性。随着研究的不断深入，我们发现，在胰岛素抵抗的状态下，胰岛素调节代谢的作用在很多方面受到了损害。

与胰岛素抵抗关系密切的疾病主要包括 2 型糖尿病、高血压、血脂异常、动脉粥样硬化性疾病、痛风、高尿酸血症、非酒精性脂肪性肝病、肥胖等。这些疾病有各自的临床特点和相应的临床表现。如果在青少年时期就出现明显的胰岛素抵抗，还会出现一种特殊的表现，那就是皮肤的黑棘皮变。这是一种出现在颈部、腋下和腹股沟区的一种以疣状增厚和色素加深为特点的皮肤病变。当然，黑棘皮病的病因有很多，胰岛素抵抗只是原因之一。另外，一种越来越常见的妇科疾病也被认为是胰岛素抵抗造成的，那就是多囊卵巢综合征，其最具特征性的表现是月经失调和不孕。月经失调的主要表现为月经量少、月经稀发，严重的甚至会发生闭经，也可以表现为子宫异常出血。同时，由于不排卵或稀发排卵，会导致患者怀孕困难、不孕。

目前，临床上还缺乏非常简便可靠的方法来测量身体对胰岛素的敏感性。在进行科学研究时，科学家会采用高胰岛素 - 正葡萄糖钳夹技术来测量胰岛素敏感性，这种方法耗时费力，花费也比较大，因此在临床实践中，医生更多的是依靠患者的临床表现和相关指标等来判断胰岛素抵抗与否，如是否有肥胖、高血糖、高甘油三酯血症、低 HDL-C（高密度脂蛋白胆固醇）血症、高胰岛素血症等。

研究表明，胰岛素抵抗形成的原因无外乎内因和外因。内因主要指遗传易感性，外因主要指后天在环境中获得的那些因素。从胰岛素抵抗及其相关疾病在近几十年高发的现象，不难看出这样一个事实：外因在胰岛素抵抗的发生、发展中起到了关键性的作用。

导致胰岛素抵抗的外因，核心是饮食量和结构的改变，以及缺乏运动等不良生活方式。这些不良生活方式导致的一个非常重要的表现就是肥胖，尤其是脂肪在腹部堆积，形成中心性肥胖（腹型肥胖）。在我国，不少人从整体来看并不算太胖，但有非常明显的腹型肥胖，这是中国人胰岛素抵抗相关代谢性疾病高发的重要原因。

了解了胰岛素抵抗形成的原因，就不难知道：要改善胰岛素抵抗，针对不良生活方式进行干预是必不可少的。这里就用得上大家耳熟能详的六个字：管住嘴，迈开腿！

控制饮食 平衡膳食、结构合理、总量控制。只要是天然的食物，不需要绝对忌口。在考虑吃什么、吃多少的时候，既要满足健康需求，保证必要的能量和各种营养素的摄入，又要根据自己的身体情况，考虑总能量及食物搭配。尽量选择天然食物，少吃高糖、高脂、高盐的加工食品。大量研究证明，摄入加工食品，即使在没有造成明显肥胖的情况下，也可导致明显的胰岛素抵抗、脂肪肝和高尿酸血症。此外，还要增加膳食纤维的摄入，国际上推荐的每日膳食纤维摄入量为 30 克左右，而目前我国居民的每日膳食纤维平均摄入量只有 10 克左右。

加强运动 运动是改善胰岛素抵抗的另外一个重要方法。目前，大量年轻人已经出现了肌肉含量过少的所谓"少肌型肥胖"。也就是说，体重超标不明显，但脂肪含量过多，肌肉含量过少。这类人既要进行有氧运动，也要进行力量训练，以增加肌肉含量。在开始运动（尤其是剧烈运动）之前，最好到医院做一个较为全面的身体检查，了解自己的心肺功能状态，必要时可请有经验的运动治疗师制订合理的运动方案。

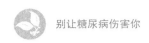

药物治疗　如果生活方式干预不能有效地达到减轻体重、减少身体脂肪含量和改善胰岛素抵抗的效果，就要考虑药物治疗了。能够起到改善胰岛素抵抗作用的药物主要有两类：一类是通过减轻体重发挥作用，另一类是作用于能量代谢或胰岛素作用的某些环节而发挥作用。现在临床上使用的具有改善胰岛素抵抗的药物主要包括二甲双胍、格列酮类、奥利司他、胰高糖素样肽 -1，大部分都是降糖药。另外，常用的降压药中，血管紧张素转换酶抑制剂和血管紧张素 -2 受体拮抗剂也有改善胰岛素敏感性的作用。以上药物都有各自的适应证和不良反应，患者应在医生指导下使用，切不可自行服用。

12

10 种人易成糖尿病 "后备军"

正常人的血糖标准为：空腹血糖＜5.6 毫摩 / 升，餐后 2 小时血糖＜7.8 毫摩 / 升。如果空腹血糖达到 5.6~7.0 毫摩 / 升，叫空腹糖调节异常；餐后 2 小时血糖达到 7.8~11.1 毫摩 / 升，则叫糖耐量异常。这两种情况都是糖尿病前期的表现，医学上称之为糖调节受损。如果血糖已经达到上述糖调节受损的范围，不注意控制的话，快则几个月，慢则几年，就有可能进展为真正的糖尿病。以下 10 种人，容易成为糖尿病 "后备军"。

① 35 岁以上者　年龄是糖尿病发病的高危因素之一，35 岁以上的人应该定期检测空腹及餐后血糖。

②肥胖者　肥胖会引起糖尿病，尤其是腹型肥胖者，男性腰围大于 90 厘米、女性腰围大于 85 厘米，更容易患糖尿病。

③高血压患者　40%~50% 的高血压患者往往伴有糖尿病。

④冠心病患者　和高血压一样，冠心病和糖尿病的关系非常密切。

⑤血脂异常者　血脂异常，特别是高甘油三酯血症患者更易患糖尿病。

⑥有家族史者　家属中有糖尿病患者的人都是糖尿病的高危人群。

⑦脂肪肝患者　脂肪肝引起肝酶异常的患者要特别留意自己的血糖。

⑧有巨大儿（出生体重大于4千克）生产史及曾患过孕期糖尿病的女性是糖尿病的高危人群，巨大儿、早产儿及母亲患过孕期糖尿病的孩子也易患糖尿病。

⑨长期服用抗抑郁药物、糖皮质激素等药物者。

⑩反复感冒的孩子要警惕1型糖尿病　因为反复感冒会激发自身免疫功能，针对病毒的抗体有可能会破坏产生胰岛素的胰岛B细胞。

13

5个征兆，判断糖尿病"后备军"

①餐后血糖升高　糖尿病"后备军"的高危人群要经常检测血糖，不仅要检测空腹血糖，更要检测餐后2小时血糖，因为糖尿病前期的早期往往是餐后血糖升高。

②两餐之间容易饥饿，尤其是午餐前　当早餐只吃主食（碳水化合物）时，午餐前更容易饥饿。

③经常感到口渴或口干，常有疲乏感。

④视力下降，看东西有时模糊不清。

⑤皮肤有时瘙痒，有了小伤口不易愈合

如果出现以上一种或几种征兆（而且持续不断），就要警惕糖尿病或

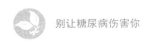

糖尿病前期。征兆愈多，患上糖尿病的风险也就愈大，应及早到医院检查血糖和胰岛功能，及时干预。

14

7 项措施，退出糖尿病"后备军"

①控制饮食　糖尿病"后备军"的日常饮食要严格做到低糖、低脂肪，以清淡为宜，多吃蔬菜，少吃高能量食物及零食，杜绝可乐、含糖饮料等"甜蜜杀手"。吃饭速度不要过快，应尽量细嚼慢咽。

②规律运动　适当运动会减少糖尿病的发生。每周坚持 150 分钟的运动能降低 35%~40% 患糖尿病的风险。如果白天工作忙碌，不妨把每天的运动时间安排在晚饭后，慢跑、快步走、游泳都是很好的运动方式。不要出门就坐车，应适当步行，以增加胰岛素敏感性。

③舒缓压力　人长期处于高压力之下，身体会分泌出大量的应激激素，如糖皮质激素、肾上腺素等，这些应激激素都有一定的"升糖"作用，会对抗体内的胰岛素。长期如此，就会造成胰岛细胞功能损伤。

④拒绝熬夜　夜晚休息时，人体的血糖本应处于低水平。如果长期熬夜或晚睡，体内的升糖激素会一直处于高分泌状态，从而影响空腹血糖。

⑤戒烟限酒　酗酒不但伤肝，而且会给身体提供能量，尤其是白酒。

⑥减轻体重　超重或肥胖容易导致血脂异常、脂肪肝、胰岛素抵抗，早期机体会分泌高水平的胰岛素来维持血糖正常，时间长了代偿功能下降，血糖就会升高。减轻体重可以预防上述现象的发生。

⑦定期查血糖　许多糖尿病症状都是"隐性"的。45 岁以上、肥胖、

有糖尿病家族史、高血压、高胆固醇的人，都应该定期检查血糖（最好每半年检查一次），检查空腹和餐后血糖，如果空腹血糖在5.6毫摩/升以上，还应做口服葡萄糖耐量试验。因为糖尿病早期往往首先仅表现为餐后血糖升高，而空腹血糖可能正常，仅检测空腹血糖可能会使一半的糖尿病患者被漏诊。

15

糖尿病是否会"遗传"

糖尿病是一个多病因的临床综合病症。因为糖尿病患者亲属中的糖尿病发生率要比非糖尿病患者亲属中的高，所以糖尿病有遗传倾向，但双亲均是糖尿病患者，其后代并非100%都患糖尿病，而是仅有5%的人得糖尿病；若双亲中只有一个有糖尿病，则后代患糖尿病的机会更少，而且常隔代遗传。研究显示，糖尿病患者后代遗传的不是疾病本身，而是对糖尿病的易感性。也就是说，有遗传背景的人，只有在某些环境因素的作用下，才会发生糖尿病。

16

酒精"催生"糖尿病

2型糖尿病的发生除了与遗传和环境因素有关，与饮食的关系也相当

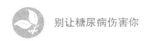

密切。研究发现，饮酒过量也是导致 2 型糖尿病的危险因素。

关于饮酒和 2 型糖尿病发生之间的关系，国际上已经开展了很多相关的流行病学研究。其中大多数研究显示，饮酒和 2 型糖尿病之间是 U 型或 J 型的关系。也就是说，与不饮酒相比，适度饮酒能减少 2 型糖尿病的发生，但是，过量饮酒却大大增加了糖尿病发生的危险性。

酒精不仅会引起机体对胰岛素产生抵抗，造成高血糖，导致 2 型糖尿病的发生，还会损伤胰岛 B 细胞，减少胰岛素的分泌。

酒精在人体内的代谢需要依靠多个氧化体系帮助才能完成，乙醛脱氢酶是其中的重要催化酶，催化酒精在体内的代谢中间产物乙醛转化为乙酸，有些人酒量大就是因为这个酶的活性高。如果乙醛脱氢酶发生突变，则无法正常发挥作用，导致乙醛在体内堆积。乙醛是一种高毒性物质，可导致人体的毒性反应，包括脸红、头痛、心动过速、出汗、恶心呕吐以及一系列躁动不安的症状。研究发现，东方人体内的乙醛脱氢酶比西方人更容易发生突变。饮酒之后，东方人比西方人更容易发生脸红，喝酒脸红者乙醛在体内停留时间较久，毒性作用更大。研究显示，饮酒脸红者比饮酒不脸红者的胰岛素抵抗程度高，并且在饮酒脸红人群中未发现适量饮酒的有益作用。研究还证实，酒精对胰岛 B 细胞的损害同样存在种族差异。西方人饮酒导致胰岛素抵抗的同时可以使胰岛 B 细胞功能代偿性增加，而东方人却没有该现象。中国的一项研究显示，在饮酒人群中，不管你喝多喝少，胰岛 B 细胞分泌胰岛素的功能均有所降低。所以说，东方人比西方人更易发生 2 型糖尿病。

医学界不建议任何人以饮酒来达到预防或者缓解糖尿病的目的。《中国居民膳食指南》建议，对日常有饮酒习惯的人来说，应控制饮酒量，即成年男性一天饮用酒的酒精量不宜超过 25 克，相当于啤酒 750 毫升，或葡萄酒 250 毫升，或 38 酒精度的白酒 75 克；成年女性一天饮用酒的酒精量不宜超过 15 克，相当于啤酒 450 毫升，或葡萄酒 150 毫升，或 38 酒精度的白酒 50 克。在此范围内，饮酒量越低越好。不饮酒者，应尽量避免饮酒。

　　在酒的选择上，尽量选择酒精度数低的种类。饮酒之后，可以通过适当的方法帮助解酒，如吃一些酸或甜的水果，像苹果、柠檬、香蕉、葡萄等。不可喝浓茶解酒，因为茶碱会加剧酒精的危害。需要提醒的是，这仅仅是一种补救措施，切不可认为这样就能消除酒精的危害。

　　已患有糖尿病者，最好不要饮酒。如饮酒，应征得医生同意。同时还要注意三点：①控制饮酒量，不能空腹饮酒；②尽量选择葡萄酒、啤酒等度数较低的酒；③尽量保持每日摄入的能量和各种营养成分相对平衡，酒精提供的能量应在每天所需碳水化合物提供的能量中减去。

17

糖尿病频频眷顾年轻人

　　近年来，以往被认为是中老年人"专利"的糖尿病出现了年轻化趋势，越来越多的年轻人加入了糖尿病患者的行列。

致病因素

　　应酬多　　有些"事业有成"的年轻"应酬族"坐得久、吃得多、动得少。"应酬族"往往不注意控制饮食，经常大吃大喝，容易导致营养过剩，使胰岛每天都在"超负荷"工作。久而久之，胰岛负担过重，不能正常控制血糖，糖尿病随之而来，尤其是那些大腹便便的年轻男性，更容易被糖尿病"盯上"。"应酬族"在应酬时，可先吃些蔬菜和主食，不要空腹进食高糖或太油腻的食物，也不要暴饮暴食，以免积聚过多能量，导致超重或

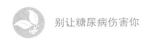

肥胖。日常生活中，应酬多的年轻人更应注意营养均衡，多吃高纤维素食物，如蔬菜、水果等，并注意加强运动。

压力大 长期工作紧张、压力大、处于焦虑状态等，与糖尿病的发生相关。尤其是经常熬夜者，体内升血糖激素（主要是糖皮质激素）分泌过多，更容易发生糖尿病。国外有报道，经常上夜班的护士比普通人更容易患糖尿病。

不吃主食 一些年轻人为了减肥，养成了"只吃菜、不吃饭"的饮食习惯，不仅将米饭剔出日常食谱，更将一切淀粉含量高的食物都拒之门外。殊不知，菜肴中的油和蛋白质含量很高，吃过多菜肴带来的额外能量可能超过"省去"主食的能量。如果不控制摄入总量，盲目"只吃菜、不吃饭"，长此以往，非但起不到减肥作用，反而可能导致营养不均衡、能量过剩、糖尿病等。

预防措施

定期体检，防患未然 定期检查是早期发现糖尿病的重要手段。超重、肥胖、有糖尿病家族史的年轻人应每年检查一次空腹血糖和餐后两小时血糖。若血糖介于正常和糖尿病的诊断标准之间，则更要注意严格控制饮食。必要时，还应接受药物干预治疗，防止这种不正常状态继续发展。

适当运动，舒缓压力 适当运动不仅可以提高胰岛素敏感性，改善或纠正糖耐量异常，还能舒缓压力，进而有效预防 2 型糖尿病。超重或肥胖者更需要积极锻炼，保持健康体重。可以选择适合自己的运动方式，如跑步、打羽毛球、溜冰、游泳、做健身操等，尤其是久坐工作的白领人士，应该利用工作间隙做健身操、工间操等。除了运动之外，还应注意缓解压力和紧张、焦虑情绪，保持心情舒畅。

营养均衡，减少应酬 尽快养成健康的饮食习惯，日常饮食应注意营养均衡、食物多样化、定时定量，尽量低糖、低脂、高维生素、清淡，每餐吃"七分饱"即可。尽量减少应酬，少外出就餐，少吃加工食品，少喝饮料，少吃甜品。

18

"小胖墩"易变"小糖人"

国际糖尿病联盟曾预测，儿童 2 型糖尿病的比例将全面超过 1 型糖尿病。事实上，在日本及欧美一些国家，儿童 2 型糖尿病已经占儿童糖尿病总数的 80%，远远高于 1 型糖尿病。我国目前尚缺乏这方面的统计资料，但临床上儿童 2 型糖尿病日益增多是不争的事实。

儿童变身"小糖人"，多是肥胖惹的祸

2 型糖尿病除了与遗传有关外，更与不良生活方式密切相关。膳食结构不合理（高脂肪、高能量饮食）、运动锻炼严重不足，致使能量摄入大于消耗，肥胖儿人数剧增，是儿童 2 型糖尿病的主要原因。肥胖（尤其是腹型肥胖）可使机体产生胰岛素抵抗，为了维持血糖正常，身体必须代偿性地分泌更多胰岛素以满足代谢所需，久而久之，胰岛 B 细胞不堪重负、功能受损，最终失代偿，致使血糖升高而发生糖尿病。肥胖发生的年龄越小，病史越长，导致糖尿病的风险越大。

2 型糖尿病发病年龄大幅度提前，不仅使糖尿病队伍更加庞大，而且从长远看，后果更加严重。试想一下，小小年纪就与糖尿病相伴，势必给孩子今后生活、学习、工作、婚姻、心理带来诸多影响。一旦血糖控制不良，不仅影响孩子的生长发育，各种可怕的并发症，如肾衰、失明、心脑

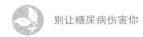

血管疾病等也会接踵而至，不幸将伴随糖尿病患儿一生，给患儿及其家庭带来的经济负担和精神压力更是难以估量，这不能不引起全社会的关注和警惕。

6 种征兆，提示"小糖人"

儿童 1 型糖尿病通常起病较急，"三多一少"（即多尿、多饮、多食、体重减少）症状十分明显，严重者往往以呕吐、腹痛、腹泻等消化道症状作为首发表现。而儿童 2 型糖尿病大多起病隐匿，初发时症状较轻且往往不典型，患儿大多是能吃能喝的小胖墩，看上去营养状况良好，再加上孩子太小不善表述，因而很容易被忽略而延误诊治，不少患儿都是在出现并发症之后才被查出糖尿病的。

肥胖儿童，尤其是有糖尿病家族史者，一旦出现下列征兆，应高度怀疑 2 型糖尿病：

①出现明显口渴、多饮、多尿、多食症状。

②近期食量大增，体重却不升反降。

③有不明原因浑身无力、嗜睡。

④颈部、腋下、肘窝、腹股沟等皱褶部位出现"黑棘皮征"（皱褶局部皮肤发黑、粗糙，触之有天鹅绒的感觉，此乃高胰岛素刺激的结果，反映体内存在胰岛素抵抗）。

⑤伴有高血压、血脂异常、脂肪肝、睡眠呼吸暂停综合征、多囊卵巢综合征。

⑥伤口不易愈合，皮肤老长疖子，或女孩常感外阴瘙痒等。

对于此类儿童，家长要格外留心，应定期（每半年）去医院化验血糖，不仅查空腹血糖，还要查餐后 2 小时血糖，后者对早期发现糖尿病意义更大。

儿童青少年糖尿病的诊断标准与成年人糖尿病相同，即空腹血糖

≥ 7.0 毫摩 / 升，或餐后 2 小时血糖 ≥ 11.1 毫摩 / 升。如果患者有"三多一少"症状，只需一次血糖结果达标即可诊断；如果没有糖尿病症状，则必须两次血糖检测结果均达标。

控制儿童肥胖，家长需尽责

肥胖不仅容易使儿童产生自卑心理，对其将来的心理健康、人格塑造、人际交往等产生不良影响，还为日后罹患高血压、冠心病、血脂异常、糖尿病等早早地埋下祸根。有研究显示，在标准体重基础上，儿童体重每增加 1 千克，患糖尿病的危险将至少增加 5%；2 型糖尿病儿童中，超过 85% 属于肥胖（超出标准体重 20% 以上）。

儿童标准体重计算公式

年龄	标准体重计算公式（单位：千克）
0~6 月	出生体重 + 月龄 ×0.6
7~23 月	出生体重 + 月龄 ×0.5
2~12 岁	年龄 ×2+8

饮食过量、活动量不足是导致肥胖的两个主要原因。因此，控制肥胖最关键的是要管住嘴，迈开腿。家长对孩子最好的爱，不是盲目满足其口腹之欲，而是帮助孩子从小建立健康的生活理念，养成良好的饮食和运动习惯。家长应引导孩子少吃油腻食品，多吃蔬菜水果及杂粮，注意膳食平衡，避免长时间上网或看电视，加强体育锻炼。此外，注意劳逸结合，保证良好睡眠，避免精神长期高度紧张也是十分必要的。

肥胖儿童不宜使用减肥药。至今，还没有既能减肥又可安全无害地用于儿童的减肥药的临床报告。广告中形形色色的减肥药切不可用于儿童肥胖的治疗。

19

有一群女孩特别要防糖尿病

女孩从青春期开始了解自己、认识自己、喜欢自己。但有一群女孩，却因为外貌上的瑕疵而信心不足，甚至讨厌自己。例如：痤疮，即俗称的青春痘；面部总是油光，油脂分泌异常旺盛；最难以忍受的是怎么控制都在飙升的体重；有些胖胖的女孩脸上甚至长出了"胡须"！这些女孩月经也总是不规律……如果上述现象集中在一个女孩身上，就要警惕一种疾病了——多囊卵巢综合征。

多囊卵巢综合征是一种比较常见的妇科内分泌疾病，患病率为5%~10%，起病于青春期，主要疾病特征包括：无排卵、高雄激素血症、卵巢多囊样改变，并且普遍存在胰岛素抵抗。也就是说，这种疾病不仅是一种妇科病，还很有可能发展为糖尿病。当胰岛素抵抗处于代偿期时，胰岛通过分泌更多的胰岛素来克服葡萄糖利用障碍，形成高胰岛素血症。待胰岛素抵抗处于失代偿阶段时，血中葡萄糖利用障碍逐渐显现出来，表现为高血糖、尿糖，就到了糖尿病阶段。面部出现痤疮、分泌过量油脂甚至长出"胡须"、月经失调、不排卵、肥胖等，也都与高胰岛素血症有关。多囊卵巢综合征患者不仅需要纠正月经失调，降低高雄激素水平，控制体重，还需要改善胰岛素敏感性，纠正胰岛素抵抗，预防糖尿病的发生。

管住嘴　多囊卵巢综合征的发病和生活习惯密切相关，治疗此病，饮食调控是一线方案。饮食调控强调的是每日摄入总能量的控制及饮食结构的分配。要控制摄入的总能量，使机体不会蓄积剩余能量而转化为脂肪，饮食结构上应遵循低脂、低糖及高蛋白质的原则。当然，如果已被确诊为多囊卵巢综合征，医生会开具详细的饮食处方，帮助患者控制饮食，达到控制体重的目的。

迈开腿　能消耗能量的运动主要包括有氧代谢锻炼，如慢跑、定量步行、骑自行车、打网球、爬山、跳韵律操或健美操等。运动时，以自感脉搏达到每分钟 140 次左右的运动强度为最佳状态。每周累计运动时间最好达 3~5 小时。

药物控制　如果生活方式调整效果不理想或患者难以接受新的生活方式，就需要进行药物治疗来改善胰岛素抵抗状态、降低胰岛素水平，预防糖尿病的发生，常用药物是胰岛素增敏剂。因大部分青春期患者尚未进入糖尿病阶段，故很少患者需使用胰岛素控制血糖。

诊断篇

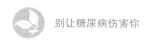

糖尿病的诊断标准

　　糖尿病的诊断标准是：在出现糖尿病症状的基础上，随机血糖 ≥ 11.1 毫摩 / 升（200 毫克 / 分升），或空腹血糖 ≥ 7.0 毫摩 / 升（126 毫克 / 分升），或葡萄糖负荷后 2 小时血糖 ≥ 11.1 毫摩 / 升（200 毫克 / 分升）。症状不典型者，需另一天重复检查，以明确诊断。

糖 代 谢 分 类

糖代谢分类	空腹血糖（毫摩 / 升）	葡萄糖负荷后 2 小时血糖（毫摩 / 升）
正常血糖	<6.1	<7.8
空腹血糖受损	6.1~ <7.0	<7.8
糖耐量减低	<7.0	≥ 7.8~ <11.0
糖尿病	≥ 7.0	≥ 11.1

　　注：空腹血糖受损和糖耐量减低统称为糖调节受损，即糖尿病前期。

诊断方法多样

　　糖尿病，尤其是 2 型糖尿病，起病隐匿，往往在出现并发症时才被诊断。目前，人群中糖尿病诊断率远低于实际患病率。因此，迫切需要提高糖尿病的诊断效率，以便及时采取干预措施，改善患者预后。

多年来，血浆葡萄糖测定是常用的糖尿病诊断方法，包括空腹血糖（FPG）、随机血糖、口服葡萄糖耐量试验（OGTT）。但是，无论是检测FPG还是进行OGTT，均有时间及采样要求，需要空腹或多次取血，受试者的依从性较差，限制了其在临床的广泛应用，使相当一部分患者不能得到及时诊断。

糖化血红蛋白是反映既往 2~3 个月平均血糖水平的指标，用于评估患者的长期血糖控制状况，与糖尿病慢性并发症密切相关，是决定是否需要调整治疗方案的重要临床依据。其检测方便、易行、不受进餐时间以及短期生活方式改变的影响，变异性小，反映出的血糖情况相对稳定。2010年，美国糖尿病学会（ADA）将糖化血红蛋白（HbA1c）≥ 6.5% 纳入糖尿病的诊断标准；2011 年，世界卫生组织推荐将 HbA1c 6.5% 作为糖尿病的诊断切点。HbA1c 不仅作为监测血糖变化、预测并发症风险和转归的指标，更是在糖尿病诊断方面显露出广泛的前景。

糖尿病诊断方法比较

	HbA1c	FPG	OGTT
是否需要禁食	无须禁食，可任意时间采血	至少禁食 8 小时以上	至少禁食 8 小时以上
检查所需时间	一次采血时间	一次采血时间	至少 2 小时
是否受短期生活方式改变（饮食、活动等）的影响	不受影响	受影响	受影响

糖尿病诊断方法的演变，正说明了糖尿病的诊断不应仅限于发生症状性高血糖相关的血糖切点，更应聚焦于糖尿病的不良后果，即与慢性并发症相关的血糖水平。

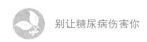

诊断糖尿病常犯的那些错

错误 1：依靠"三多一少"症状来判断糖尿病

分析：通常情况下，只有当血糖明显升高（超过 10 毫摩 / 升）时，患者才会出现"三多一少"症状。而根据糖尿病诊断标准，只要空腹血糖 ≥ 7.0 毫摩 / 升就可以诊断为糖尿病。空腹血糖在 7.0~10 毫摩 / 升的轻症糖尿病患者，如果单纯依赖"三多一少"症状来判断是否有糖尿病，十有八九会被漏诊。需要指出的是，"口渴、多饮、多尿"并非糖尿病的"专利"，其他内分泌疾病（如尿崩症）也可出现上述症状。因此，不能完全根据症状来诊断或排除糖尿病。

错误 2：对糖尿病临床表现多样化认识不足

分析：糖尿病是一种累及全身的慢性疾病，临床症状多样化是其一大特点。除了"三多一少"症状外，还要熟悉和了解糖尿病的其他症状，切不可头痛医头、脚痛医脚。当今医院分科越来越细，专科医生要具备一定的全科知识，不能仅仅满足于首发疾病的诊断，还要注意查找隐藏在背后的原发病，不放过任何蛛丝马迹。

错误 3：对餐后血糖检测重视不够

分析：在 2 型糖尿病早期，尽管胰岛 B 细胞受损，但尚残留部分分泌胰岛素的功能，患者往往表现为空腹血糖正常、餐后血糖升高。当餐后血糖升高并超过 11.1 毫摩 / 升时，即可诊断为糖尿病。因此，诊断糖尿病不能光查空腹血糖，还应重视餐后 2 小时血糖的检查。空腹血糖大于 5.6 毫摩 / 升且肥胖的人，应进行口服葡萄糖耐量试验，以免漏诊。

错误 4：用尿糖检测结果诊断糖尿病

分析：在血糖水平正常的情况下，血液流经肾小球时滤出的葡萄糖可被肾小管全部重吸收，故尿糖检测呈阴性。当血糖升高到一定水平时，肾小球滤液里的葡萄糖不能完全被肾小管重吸收，剩余的部分随尿排出，于是尿糖检测呈阳性。在肾功能正常的情况下，血糖与尿糖具有一致性，即血糖越高，尿糖越高。医学上将能够出现尿糖的最低血糖值称为"肾糖阈"。正常成人的肾糖阈为 10 毫摩 / 升左右，老年人的肾糖阈要更高一些。也就是说，血糖浓度达到 10 毫摩 / 升时，尿糖才会呈阳性。而空腹血糖 ≥ 7.0 毫摩 / 升就可以诊断为糖尿病。那些空腹血糖在 7.0~10 毫摩 / 升的早期轻症糖尿病患者，如果靠尿糖阳性来诊断，就会被漏诊。

此外，尿糖阳性也未必就是糖尿病。例如，某些肾小管疾病，由于肾小管对葡萄糖的重吸收障碍，尽管患者血糖正常，尿糖却呈阳性，我们称之为"肾性糖尿"；妇女在妊娠期间，肾糖阈往往降低，也可出现血糖正常而尿糖阳性的情况。

因此，不能靠尿糖阳性与否确诊或排除糖尿病，而应以空腹血糖、餐后两小时血糖或口服葡萄糖耐量试验检查结果作为糖尿病的诊断依据。

错误 5：用快速血糖仪的检测结果诊断糖尿病

分析：诊断糖尿病应根据静脉血浆（血液去除红细胞等有形成分后剩余的部分为血浆）血糖的测定结果。而血糖仪测的是毛细血管全血血糖，

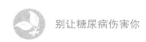

它比静脉血浆血糖低 10%~15%。因此，如果以快速血糖仪的检测结果来诊断糖尿病，很容易使空腹血糖轻度升高的早期糖尿病患者被漏诊。血糖仪的检测结果只能作为糖尿病病情监测数据，而不能作为糖尿病的诊断依据。

错误 6：对糖尿病发病日渐年轻化认识不足

分析：随着生活水平的提高和生活方式的改变，糖尿病发病的年轻化趋势愈发明显。许多肥胖儿童，小小年纪就患上了 2 型糖尿病。对有糖尿病家族史、黑棘皮病的肥胖儿，家长或医生要格外警惕。一旦孩子出现不明原因的食量大增、体重锐减、口渴、多尿、疲乏无力、皮肤爱长疖肿或伤口不易愈合等，应及时检查，排除糖尿病。

治疗篇

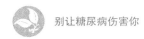

多学多看，不做"糖盲"

　　糖尿病是终身疾病，需要打"持久战"。糖尿病患者应该多了解一些糖尿病防治相关知识。多看有关糖尿病的书籍、报刊、电视，多听有关糖尿病的讲座和广播，增加对糖尿病的基本知识和防治方法的了解。必要时，也可以参加由专业医生和营养师共同教授的糖尿病教育课程。

　　需要强调的是，糖尿病的病情会发生变化，接受教育也是一个长期的过程。患者在接受初次教育之后，还可以通过电话教育、门诊随访等形式来巩固教育成果。糖尿病患者应在家中备一套有关糖尿病防治的科普读物，用知识武装头脑，不做"糖盲"。

不要自行调整药物

　　用血糖仪测得的结果仅仅是某一次的即刻血糖值，不能反映一天或一段时间内的血糖波动情况。因而，根据某一次测得的血糖值自行增减药物的做法是很危险的。只有通过多次测血糖记录血糖结果，才有助于医生选择最适合的治疗方案。糖尿病的发病机制非常复杂，除了饮食、运动、情绪、气候等，影响血糖水平的因素还有很多。如：清晨由于体内其他激素水平的变化，容易导致血糖升高，这在医学上称为"黎明现象"；还有一些患者凌晨发生低血糖，但其后会出现低血糖后反应性的高血糖，表现出清晨时血糖增高，这在医学上称为"苏木杰现象"。

糖尿病是终身疾病，治疗是长期的。突然减药会导致血糖波动，严重者还可诱发糖尿病酮症酸中毒。一般地说，只有当多次监测血糖后，医生已经了解患者的病情变化时，才能适当地调整药物剂量，必要时改变药物的种类。此外，不同患者对药物的代谢情况不同，不可以盲目参照别人的用药方案。调整药物必须在专科医生指导下进行，切不可自行调整，以防发生意外。

25

选对用对口服降糖药

大多数糖尿病患者在饮食控制、适当运动的基础上，都需要口服降糖药治疗。各类降糖药的作用机制、作用时间、代谢速度各不相同，不同患者服用降糖药的种类也不同。目前，治疗糖尿病的降糖药有以下几类，患者必须遵照医嘱，在规定时间内服药，才能发挥药物的最大疗效。

胰岛素促泌剂

作用：促进胰岛 B 细胞分泌胰岛素，达到降低血糖的目的。

代表药物：格列奈类药物，如瑞格列奈片、那格列奈片，以及磺脲类药物。磺脲类药物又可分为：短效（甲苯磺丁脲、格列吡嗪、格列喹酮）、中效（格列齐特）和长效（格列吡嗪长效控释片、格列本脲）。

服用方法：格列奈类药物于开始进餐时服用，磺脲类药物于餐前半小

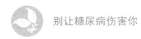

时服用。

注意事项：目前倾向于选择更长作用时间、持续稳定降糖的长效磺脲类药物，如格列美脲或格列齐特缓释片，每日只需服用一次。不过，老年糖尿病患者最好不要用长效磺脲类降糖药，因为老年人的身体状况会增加低血糖发生的风险。如果要用，也只能用在血糖明显升高时，且需要定期检测血糖。当血糖下降或接近正常时，应及时减量或改用其他降糖药。磺脲类降糖药宜从小剂量开始服用，然后根据血糖水平逐渐调整剂量。当血糖很高时，可以考虑短期用胰岛素控制高血糖，待血糖降到正常并维持一段时间后，再改用口服降糖药，以减轻或避免高血糖对胰岛 B 细胞的毒性作用。

双胍类药物

作用：抑制肝糖原分解、促进葡萄糖分解、增强胰岛素作用。该类药单独应用不会导致低血糖，为 2 型糖尿病的一线治疗用药和联合用药的基础用药。

代表药物：二甲双胍。

服用方法：由于该药对胃肠道有较明显的刺激作用，故宜餐中或餐后服用。

注意事项：尤其适合肥胖的 2 型糖尿病患者。

α - 糖苷酶抑制剂

作用：抑制肠道内多糖的分解，延缓葡萄糖的吸收，能有效降低餐后血糖。单独使用不会发生低血糖。

代表药物：常用药物有阿卡波糖、伏格列波糖等。

服用方法：开始进餐时嚼碎口服。

注意事项：α - 糖苷酶抑制剂适用于以碳水化合物为主要食物成分，

且以餐后血糖升高为主的患者。

噻唑烷二酮类药物

作用：通过增强胰岛素的敏感性达到降低血糖的目的。

代表药物：罗格列酮、吡格列酮等。

服用方法：一般可在餐前或餐后口服。

注意事项：这类药物尤其适用于高血糖、血脂异常、高血压、肥胖等多种心血管危险因素并存的 2 型糖尿病患者。

其他药物，如肠促胰素，包括促胰岛素分泌多肽（GIP）和胰高血糖素样肽 -1（GLP-1），尤其适用于肥胖的 2 型糖尿病患者。二肽基肽酶 -IV（DPP-IV）抑制剂，通过抑制 DPP-IV 而减少 GLP-1 在体内的失活，从而增加 GLP-1 在体内的水平。以上两类药物的优势是能够改善胰岛素分泌、降低血糖且不会引起低血糖，减轻体重或不增加体重，应用越来越广泛。

26

漏用降糖药，补法有窍门

在临床上，绝大多数糖尿病患者都需要服用降糖药，甚至一些患者还需要合并使用胰岛素。只有定时、定量、规律地服用降糖药或使用胰岛素，并依据病情变化及时调整，才能使血糖得到平稳控制。遗憾的是，现实生活中不可避免地总会出现各种突发事件或现象，漏服降糖药也就在所难免。研究证实，漏服降糖药或减少胰岛素注射，很可能会造成血糖升高，轻者因血糖波动致脏器逐渐受损，造成慢性并发症；重者，尤其是 1 型糖尿病

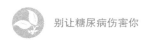

或胰岛功能极差的 2 型糖尿病，甚至会因漏服降糖药或胰岛素，出现急性并发症，危及生命。因此，最好避免漏用降糖药或胰岛素。

漏用后，补服（打）讲究多

口服降糖药　通常，漏服降糖药以后，患者可依据漏服时间的不同，采用不同的处理方法。

①进餐后，忘记服餐前口服药。若糖尿病患者进餐后才发现忘记服药，包括应在餐前口服的药物，如胰岛素促泌剂（格列齐特、格列美脲、瑞格列奈等）和阿卡波糖类降糖药，可以马上补服，对血糖不会造成太大影响。

②忘记服药，已过了很长时间。若已过了很长时间才想起忘记服降糖药，此时食物已大部分消化。有条件的话，最好能先测手指血糖，如果血糖较高，可以临时增加降糖药，并将下一餐时间略微延后。

③忘记服药，已快到下一餐时间。若已快到下一餐时间，则可将进餐时间适当提前，并加大降糖药的剂量。否则，若漏服时间太久，血糖已接近或稍高于正常，此时补服降糖药，很容易引起低血糖。

胰岛素　大多数胰岛素要求餐前注射，若患者餐后才想起来忘记注射，也应根据具体情况分别对待。若使用门冬胰岛素等速效胰岛素及其预混制剂，理想的注射时间是餐前即刻至餐后 15 分钟内，因此，餐后马上补打，影响不大。短效胰岛素及其预混制剂要求在餐前半小时注射，若餐后立即补打，并加测血糖，必要时中间加餐，对血糖影响也不会很大。但快接近下一餐时才想起来，则应先检测血糖，再决定是否增加胰岛素剂量或增加注射次数。

补服（打）后，需防低血糖

需要强调的是，补服降糖药或补打胰岛素以后，虽然可使患者的高血糖降下来，但是，若患者补服降糖药或补打胰岛素的时间、方法等不正确，则可能导致患者发生低血糖风险。

例如，服格列美脲、格列齐特、那格列奈等胰岛素促泌剂的糖尿病患者，在进食后 2 小时左右才补服，就会显著加大发生低血糖的风险。此外，α - 糖苷酶抑制剂阿卡波糖要求在进餐时或与第一口饭同服，餐后再服效果较差。若患者漏服该药，也可能引起低血糖。需要强调的是，阿卡波糖引起的低血糖单靠反复进食糕点有时并不能很快纠正，一旦发生只有直接补充葡萄糖才能迅速缓解症状。因此，糖尿病患者在补服降糖药或补打胰岛素以后，要特别警惕低血糖的发生，以维护身体健康。

27

适时采用胰岛素治疗

胰岛素分 5 大类

超短效胰岛素　注射后 10~20 分钟起效，40 分钟为作用高峰，作用持续时间 3~5 小时，餐前注射。

短效胰岛素　注射后 30 分钟开始起作用，持续 5~7 小时，可用于皮下、肌内注射及静脉点滴，一般在餐前 30 分钟皮下注射。

中效胰岛素　注射后 3 小时起效，6~8 小时为作用高峰，持续时间为 14~16 小时。每日注射一次或两次，皮下或肌内注射，不可静脉点滴。中效胰岛素是混悬液，抽取前应摇匀。

长效胰岛素（包括鱼精蛋白锌胰岛素）　一般为每晚睡前注射，起效时间为 1.5 小时，作用可平稳保持 22 小时左右，不易发生夜间低血糖。

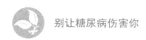

长效胰岛素一般单用，常与短效胰岛素合用。

预混胰岛素 是将短效与中效胰岛素按不同比例（30/70、50/50、70/30）预先混合的胰岛素制剂。每天早、晚餐前各注射 1 次。

哪些人需要使用胰岛素

1 型糖尿病患者；发生酮症酸中毒、高渗性昏迷等急性并发症，伴严重感染（如肺炎、肝脓肿等）、外伤，处于围手术期、孕期，口服降糖药疗效不佳，以及出现严重慢性并发症，如尿毒症、视网膜出血的 2 型糖尿病患者。

胰岛素治疗不会"成瘾"

许多糖尿病患者担心使用胰岛素后会"成瘾"。实际上，研究已经充分证明，注射胰岛素绝不会成瘾，因为胰岛素是人体内存在的一种正常激素。糖尿病分两种：1 型糖尿病患者体内胰岛功能衰竭，胰岛素分泌减少或缺失，患者必须按时注射胰岛素。2 型糖尿病患者通常由于肥胖等因素造成胰岛素作用下降，引起血糖升高，体内胰岛素相对缺乏。2 型糖尿病患者是否需要补充胰岛素，主要取决于患者血糖控制的情况。口服降糖药无效、血糖很高时，使用胰岛素可以尽快有效控制血糖，稳定病情。一旦血糖得到控制，病情稳定下来，部分患者可换用口服降糖药。

注射胰岛素须防低血糖

使用胰岛素治疗时，1 型糖尿病患者较 2 型糖尿病患者容易发生低血糖。老年 2 型糖尿病患者也很容易并发低血糖，因为老年人往往饮食无常，肾功能普遍下降，易造成胰岛素在体内蓄积。患者应了解短、中、长效胰岛素的作用时间及定时用法。餐前注射短效胰岛素，易在餐后2~3小时发生低血糖；早餐前注射中、长效胰岛素，常在下午或傍晚发生低血糖。不论高血糖的程度如何，胰岛素治疗均需从较小剂量开始，同时进行血糖监测，以便及时调整胰岛素剂量与注射次数，以满意控制血糖又不发生低血糖。

"口服胰岛素"在国内多家网站有销售，其功效被吹嘘得神乎其神，不少患者因偏信商家的宣传而上当受骗。事实上，迄今为止，胰岛素不能口服，必须注射给药。因为肠道内的各种酶和胃内的酸性环境会使胰岛素蛋白多肽变性、分解，从而影响其降糖疗效。皮下注射是胰岛素最常用的给药方式，注入皮下的胰岛素有较稳定的吸收速率，可达到平稳控制血糖的目的。尽管注射给药相对较麻烦，但在口服胰岛素制备的关键技术还不能被攻克的今天，不要盲目相信所谓的"口服胰岛素"。

注射部位宜常换

胰岛素注射部位要经常更换，最好两周之内不要使用同一位点注射。短时间内多次在同一部位注射，不仅会使局部皮下组织吸收能力下降，影响胰岛素的吸收和利用，胰岛素制剂还会与体内一些成分结合，在皮下形成块状物，造成毛细淋巴管堵塞。能够进行皮下胰岛素注射的部位很多，包括双上臂外侧、腹部两侧、臀部及大腿外侧等。身体各部位的皮肤对胰岛素的吸收速度是不同的，上臂及腹部比臀部及大腿吸收快。可有规则地轮换注射部位和区域，也可采取左右对称轮换的方法。

针头"一次性"使用

胰岛素注射器及胰岛素笔的针头是一次性使用的。反复使用会造成感染、疼痛、皮下硬结、肌肉萎缩等，最终影响患者的血糖控制。丢弃针头前，应将针头盖住或放于加盖的硬容器中，标明"不可回收"，以防止针

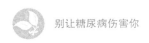

头被混入生活垃圾，增加他人被扎伤和感染的危险。

—— 忘记注射胰岛素，怎么处理

大多数胰岛素需要餐前注射，若餐后才想起来忘记注射，应根据具体情况分别对待。

28

与"糖"共舞，如何远离药害

迄今为止，糖尿病尚不能根治，这就意味着，一旦患病，患者需长期甚至终身用药。因此，"药物安全性如何"自然就成了广大患者非常关心的问题。客观地讲，但凡药物都具有两重性，既有积极的治疗作用，同时也存在一定的副作用，绝对安全的药物（包括中药在内）是不存在的。在对待药物副作用这个问题上，患者既不能因噎废食，也不能随意滥用，而是要权衡利弊，谨慎选用。

—— 降糖药副作用，低血糖最常见

磺脲类　包括格列本脲、格列齐特、格列喹酮、格列吡嗪、格列美脲等。此类药物的副作用主要是低血糖及体重增加，其他少见的副作用有皮疹、过敏反应、白细胞减少等。

格列奈类　包括瑞格列奈、那格列奈等。其副作用也是低血糖，但发生率低且程度轻，其他副作用罕见。

双胍类　包括二甲双胍和苯乙双胍。主要副作用是食欲不振、恶心、呕吐、腹痛、反酸等消化道反应，其他少见的副作用有乳酸性酸中毒及营养不良性贫血。乳酸性酸中毒虽然罕见，但后果十分严重。其症状为乏力、呼吸深快、意识障碍甚至昏迷，多见于服用苯乙双胍且合并心肾功能不全的糖尿病患者，二甲双胍极少引起乳酸性酸中毒。

α–糖苷酶抑制剂　包括阿卡波糖、伏格列波糖等。此类药物的副作用主要是胃肠道反应，如腹胀、排气增多，偶有腹痛、腹泻。

噻唑烷二酮类　包括罗格列酮和吡格列酮等。少数人服用后可导致水钠潴留，引起颜面及下肢浮肿，加重心衰。此类药物还可能引起肝功能异常。

二肽基肽酶–4（DPP-IV）抑制剂　如沙格列汀、维格列汀、西格列汀等。此类药物比较安全，单独应用不增加低血糖风险，不增加体重。缺点是价格较高。

在口服降糖药物引起的各种副作用中，最常见的当属低血糖，其次是胃肠道反应，其他副作用比较少见。轻度低血糖会出现心慌、出汗、有饥饿感等症状，严重的低血糖可以导致昏迷甚至死亡。

降糖药不会直接损害肝、肾

一般地说，降糖药物本身不会对肝、肾造成直接损害。有些降糖药物说明书上特别注明"肝、肾功能不良者禁用"是因为这些药物都要经过肝、肾代谢，如果患者原本存在肝、肾疾患，用药后势必会加重肝、肾的负担，导致肝、肾功能进一步恶化，同时还会影响药物的代谢与清除，引起药物蓄积中毒。

6 项注意，减少和避免药物副作用

合理进食，选择低血糖风险低的药物　为了避免或减少低血糖的发

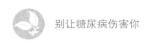

生，患者除了不过度节食、定时定量进餐、适时加餐以外，还应注意尽量不要选择强力、长效口服降糖药。在各类降糖药中，只有胰岛素促泌剂（主要指磺脲类）才会导致严重的低血糖，其余各类药物在单独使用时很少引起低血糖。低血糖风险较大的糖尿病患者（如老年人以及血糖不稳定者），应尽量选择低血糖风险较低的降糖药物。

注意服药时间　双胍类药物最好在餐时或餐后服用，这样可以有效减少胃肠道反应。另外，二甲双胍肠溶片比普通片所致的胃肠道反应轻。

肾病患者需选用不经肾脏排泄的药物　已经出现肾脏病变的糖尿病患者，最好选择通过胆道而不通过肾脏排泄的药物，这样就不会加重肾脏负担。当然，有严重肾功能不全的患者，原则上应禁用一切口服降糖药，改用胰岛素治疗。

肝病患者应严密监测肝功能　肥胖的 2 型糖尿病患者往往同时存在血脂异常、脂肪肝、肝功能异常，用药期间要严密监测肝功能，如果转氨酶越来越高，应及时停药，改用胰岛素，必要时可给予保肝治疗。

尽量联合用药　一般地说，药物副作用与用药剂量呈正相关，药物剂量越大，其副作用也相应越大。而采取联合用药，可以在保证疗效的前提下，减少每一种药物的使用剂量，从而大大减少药物的副作用。

循序渐进用药　部分糖尿病患者在最初服用 α－糖苷酶抑制剂、双胍类等药物时，会出现食欲减退、腹胀、腹泻等胃肠道症状，个别患者甚至因此而被迫停药。一般地说，胃肠道对药物的适应和耐受需要一个过程，倘若一上来就足量给药，患者往往难以耐受。因此，在使用这类药物时，一定要从小剂量开始，经过 1~2 周逐渐增加至治疗剂量。

3 项措施，确保用药安全

了解各脏器功能　在开始药物治疗之前，应进行包括肝肾功能、血脂、心电图等在内的各种必要检查，以了解患者各脏器的功能状况，指导临床科学用药。

按医嘱用药 糖尿病患者一定要在专业医生的指导下严格按医嘱用药，切忌自行选用药物或者为了追求快速显效而盲目加大用药剂量。此外，在用药过程中，应定期监测血糖以及肝、肾功能等指标。

不要轻信广告宣传 那些宣称没有任何毒副作用且能根治糖尿病的所谓"纯中药制剂"，统统都是骗人的。

降糖药物的常见禁忌证

①慢性缺氧、肝肾功能不全、严重感染、重度贫血的患者，以及在造影检查前后的人，忌用双胍类药物。

②心衰伴浮肿、活动性肝病以及严重骨质疏松症患者，忌用胰岛素增敏剂。

③慢性肠炎、腹泻、腹部手术恢复期以及疝气患者，忌用 α - 糖苷酶抑制剂。

④妊娠期妇女，除双胍类药物外，其他各类口服降糖药原则上均禁用。

29

制服爱"生气"的降糖药

阿卡波糖是一类常用的降血糖药物，主要不良反应为肠道功能紊乱，可出现腹胀、腹泻等副作用。阿卡波糖主要通过抑制十二指肠和小肠上部的 α - 糖苷酶活性，减慢碳水化合物的消化吸收，从而降低餐后血糖的急

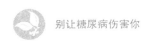

骤上升。但是，由于小肠中未被消化吸收的碳水化合物进入大肠后，在肠内细菌作用下被分解、发酵，致肠道内气体产生过多，同时渗透压增高，因此，可引起腹泻、腹胀、排气等症状。

有人观察了 5 066 例使用阿卡波糖治疗的糖尿病患者，剂量自每日 3 次、每次 50 毫克开始，按需逐渐增加剂量，12 周内，腹胀者 19%，腹泻者 3.8%，约有 3.6% 的患者由此而中途停药。大部分患者经过一段时间治疗后，肠道不良反应逐渐减弱或消失。即使腹胀及腹泻等症状严重者，停药后症状也会自行消失。

那么，如何才能减轻阿卡波糖的肠道不良反应？首先，糖尿病患者应从小剂量开始服用此药。例如，每日 2~3 次，每次 25~50 毫克，1~2 周后按症状及病情需要再逐渐增加剂量。此外，由于肠道不良反应的发生与摄入食物的种类也有一定关系，因此，糖尿病患者在服用阿卡波糖时，需要尽量避免食用产气类食物，如红薯、土豆、芋头、板栗或南瓜等食品。这些含淀粉、糖类、纤维素的食物进入肠道后，经肠道细菌充分发酵，会产生较多气体，本身就可以引起肠道胀气等。

总之，服用阿卡波糖的患者，一旦出现腹胀、腹泻等不适，首先应想到是否为该药副作用。若减量或停药，并调整饮食以后，症状仍无明显好转，应及时就诊，看是否伴发了其他疾患。

此外，需要强调的是，服用阿卡波糖的患者一旦发生低血糖，不要食用蔗糖或面包、蛋糕等甜食。因为阿卡波糖可抑制 α - 糖苷酶活性，使淀粉等食物的消化吸收受阻，血糖水平不能迅速升高。此时，患者应口服或静脉输注葡萄糖，以迅速升高血糖水平，减少低血糖带来的危害，维护身体健康。

服用阿卡波糖时应注意两点：①患者应在进餐前即刻，或吃第一口食物的同时，将本品嚼碎后服用，以确保降糖疗效；②有急慢性胃肠道疾病，如消化道溃疡、结肠炎、肠梗阻、疝气等患者，应慎用或禁用阿卡波糖，否则可因肠道产气增多而加重原有疾病。

30

对待胰岛素：别惧怕，不追捧

胰岛素自 1922 年被发现并应用于临床以来，挽救了无数糖尿病患者的生命。但是，胰岛素又是一把锋利的双刃剑，用之不当可伤及糖尿病患者的生命。而现实中，对于胰岛素的应用，无论医者还是患者，都存在不少误区，近年来一个普遍的问题是由惧怕、拒用趋于盲目追捧。

"救命"胰岛素，别怕

前些年，相当多的患者在该用胰岛素治疗时拒绝胰岛素，从而导致糖尿病并发症的迅速发生，乃至缩短生命的历程。

实际上，胰岛素挽救了无数糖尿病患者的生命。在 20 世纪 20 年代初第一批接受胰岛素治疗的患者中，有些人后来成了杰出的医生、科学家和公众人物。1970 年，最具有全球影响力的糖尿病"百年老店"——美国的 Joslin 糖尿病中心专门奖励 2 400 名患 1 型糖尿病后活过 50 年的患者；1996 年，该中心给 17 名患 1 型糖尿病后活过 75 年的患者颁奖。试想，90 年前开始接受胰岛素治疗的患者能够在胰岛素治疗后活过 50 年、75 年，享受正常的生命，而现在的胰岛素治疗，无论胰岛素的纯度、剂型还是注射的方法和器具，都有了巨大进步，那么，现在的糖尿病患者应该更有理由在接受胰岛素治疗后活得更长、更好、更加精彩！

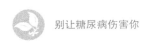

"致命"胰岛素，别追

最近十余年，随着胰岛素强化治疗理念的兴起与贯彻，国内胰岛素治疗也有过度的现象。所谓胰岛素强化治疗，即对于病程短、严重高血糖的2 型糖尿病患者给予短程（2~4 周）的胰岛素（一般是每日 4 次胰岛素治疗或用胰岛素泵治疗），尽快将高血糖稳定地控制到正常范围。外源性胰岛素的应用，会使患者自身分泌胰岛素的细胞得到充分休息后，分泌胰岛素的能力得到改善和恢复，在停用胰岛素治疗后，部分患者在不服用或仅服用少量降糖药的基础上，血糖就能控制满意。我国多家医院已经在国内外专业期刊和会议上发表了高质量的研究成果，赢得了国际声誉。

但是，这种治疗只适合一部分糖尿病病程不是太长、自身有一定胰岛素分泌能力且没有严重糖尿病并发症的严重高血糖的患者。病程太长、有多种糖尿病并发症的患者，不适合这种强化治疗；老年人，有严重并发症或严重心、脑、肺、肾等器官疾病者，以及智障者，采用这种强化治疗会十分危险。轻中度高血糖患者，或接受口服降糖药即能良好控制高血糖的患者，也没有必要接受这种强化治疗。

"治病"胰岛素，该用就用，该用才用

《中国 2 型糖尿病防治指南》明确指出：① 1 型糖尿病患者在发病时就需要胰岛素治疗，而且需终身胰岛素替代治疗。② 2 型糖尿病患者在生活方式和口服降糖药联合治疗的基础上，如果血糖仍然未达到控制目标，即可开始口服药物和胰岛素的联合治疗。③ 2 型糖尿病患者经过较大剂量多种口服药物联合治疗后，糖化血红蛋白仍大于 7.0% 时，可以考虑启动胰岛素治疗。④新发病并与 1 型糖尿病鉴别困难的消瘦糖尿病患者，应该把胰岛素作为一线治疗药物。⑤在糖尿病病程中（包括新诊断的 2 型糖尿病患者），出现无明显诱因的体重下降时，应该尽早使用胰岛素治疗。

"力捧"胰岛素：有些宣传不科学

某些医院某些医务人员过度宣传和采取所谓的"双 C 疗法"（即联合采用动态血糖监测和胰岛素泵治疗），这是不对的。如上所述，强化胰岛素治疗确实是建立在加强血糖监测基础上的多次胰岛素注射或持续胰岛素注射（胰岛素泵）疗法，但是，该治疗有合适的人群和应用指征。

此外，部分医药界人士过度宣传所谓"口服降糖药有损肝、肾功能，而胰岛素是人体天然产物、无任何副作用"，这种说法是不科学的，甚至严重危害糖尿病患者健康。不可否认，药物都有副作用，但是，这种副作用在药品说明书允许的剂量范围内非常少见，一般不造成严重的健康问题。即使有副作用，往往停用药物后也可很快缓解。反之，不用口服降糖药，听任血糖高的做法则是百分之百地严重危害健康。而不正确使用、过度使用胰岛素，也会严重影响健康，甚至危害生命。

31

胰岛素何时该出马

在抗击糖尿病的战斗中，胰岛素功不可没，它该何时"上战场"，需要医生像将军一样灵活指挥。

"出马"时机 1：1 型糖尿病

1 型糖尿病患者自身胰岛素分泌绝对缺乏，需要补充外源性胰岛素以模拟生理性胰岛素分泌方式。"基础＋餐时"强化胰岛素治疗是 1 型糖尿

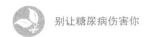

病患者的首选治疗方案，包括每日多次胰岛素注射（4 次）和持续皮下胰岛素输注（胰岛素泵治疗）。

"出马"时机 2：初发 2 型糖尿病

以前，2 型糖尿病患者首选口服降糖药物治疗，只有到口服降糖药物效果不佳或无效时才使用胰岛素。也就是说，胰岛素曾是 2 型糖尿病患者的最后治疗方案。后来的研究发现，对于早期血糖过高的患者，使用口服降糖药（胰岛素促泌剂）治疗，会增加胰岛 B 细胞负担，加速其凋亡或衰竭。大量研究表明，在 2 型糖尿病初期进行短期胰岛素强化治疗后，胰岛 B 细胞功能明显改善，50% 的患者血糖得到迅速控制，并在以后一段时间内仅通过生活方式管理就能维持血糖浓度稳定。其原因是，短期胰岛素强化治疗可以通过迅速降低血糖，减轻糖毒性和脂毒性对胰岛 B 细胞的损害，提高机体胰岛素敏感性，使体内的糖脂代谢迅速恢复正常，使患者获得非常明显的短期和长期临床益处。新诊断的 2 型糖尿病患者，若糖化血红蛋白（HbA1c）＞9.0%，均需进行短期胰岛素强化治疗。

"出马"时机 3：口服药疗效不佳的 2 型糖尿病

2 型糖尿病患者服用降糖药不能很好地控制血糖时，可加用或改用胰岛素治疗。

当患者还有一定的分泌胰岛素功能时，可在服用降糖药的基础上，于晚餐前或临睡前注射一次中效胰岛素或长效基础胰岛素，以提高基础胰岛素水平，更好地控制血糖。

上述治疗方案无效的患者，可改为每天早晚各注射一次预混胰岛素。根据血糖水平，可以合并使用口服降糖药，以使三餐后血糖和夜间血糖得到有效控制。

若糖尿病患者胰岛功能衰竭，经上述治疗不能很好地控制血糖时，需要进行胰岛素强化治疗。具体方案是：于早餐、中餐和晚餐前各注射一次短效胰岛素，于临睡前再注射一次中效胰岛素。这种治疗方法虽然注射胰岛素的次数增多了，但更符合生理性胰岛素的分泌规律，可以更好地控制血糖，防止并发症发生。

"出马"时机4：孕期糖尿病

孕期糖尿病患者经过严格的饮食管理和运动疗法后，血糖仍不能有效控制时，应接受胰岛素治疗。孕期糖尿病患者不可以使用口服降糖药，以免对胎儿造成不利影响。胰岛素是大分子蛋白，不通过胎盘，妊娠期应用不会对胎儿造成不良影响，是治疗孕期糖尿病的理想药物。

"出马"时机5：糖尿病合并急性并发症和严重慢性并发症

2型糖尿病患者合并急性代谢紊乱，如酮症酸中毒、高渗性非酮症糖尿病昏迷、乳酸性酸中毒等，需立即接受胰岛素静脉输注治疗。

2型糖尿病患者合并急性应激状态（如急性严重感染、肺结核、大手术、外伤等）、发生慢性严重并发症（如眼底病变、肾脏病变）时，也需使用胰岛素。

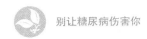

注射胰岛素需要注意的 5 大问题

很多糖尿病病友在使用胰岛素控制血糖时，常因对胰岛素不甚了解而出现各种错误，影响治疗效果，甚至造成严重后果。注射胰岛素时要注意哪些问题呢？

了解胰岛素的基本情况

包括胰岛素的种类（人胰岛素还是动物胰岛素）、商品名、胰岛素的类型（短效胰岛素还是中效或长效胰岛素，或是预混胰岛素）、胰岛素的含量、注射剂量和时间、可能发生的不良反应、失效期。

熟悉注射工具

目前常用的注射工具是胰岛素注射器，这种注射器上直接标有胰岛素的单位（U），只要按注射器上所标记的单位注射即可，较为方便易行，而且这种注射器的针头一般经特定处理，注射时几乎无疼痛感；另一种注射器仍以毫升为单位，在注射器上多以"ml"或"cc"标示，在我国每毫升含 4 单位胰岛素，每次注射前要细心换算。胰岛素注射笔是另一种可供选择的胰岛素注射装置，由针头、注射笔和专用胰岛素组成，简化了注射过程。注射笔可随身携带，旅行、出差时更为方便。还有一种可自动注射胰岛素的装置称为胰岛素泵，可通过一硅胶管将短效胰岛素注入皮下，患者可根据情况调节胰岛素的剂量，因而能更好地模拟人体

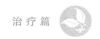

胰岛素的分泌，也免除每天注射胰岛素的麻烦。但胰岛素泵也非尽善尽美，应用较少。

掌握注射部位和方法

首先，要选择合适的胰岛素注射部位，常用部位是上臂外侧、腹部、大腿外侧和臀部，可将注射部位按 2 平方厘米（约大拇指指肚大小）分成不同的注射区，每次注射都要换一个注射区，待同一部位的所有注射区皆已注射过一次后，换另一注射部位。不同部位胰岛素吸收快慢不一，由快及慢依次为腹、上臂、大腿和臀。在选择注射部位时也应注意，运动可影响胰岛素的吸收，例如，在大腿外侧注射胰岛素后即跑步，会加快胰岛素的吸收，再加上运动本身的降糖作用，则有可能发生低血糖，因此运动前注射胰岛素应尽量避开机体的运动部位。第二，注射前要仔细检查胰岛素的外观，短效胰岛素为清亮无色透明液体，中长效胰岛素和预混型胰岛素为混悬液，轻摇后如牛奶状。一旦发现瓶内或瓶底有沉淀物，则不能注射。第三，抽胰岛素前，应先将胰岛素瓶上下颠倒以混匀，瓶底向下将针头插入瓶内并保证针尖在液面下，不可将空气抽入针筒，抽好后再检查针筒内是否有空气，如有应将气体排出后再注射。第四，如需用两种不同类型的胰岛素，可选用预混胰岛素。第五，为减少注射时的疼痛，应做到待酒精挥发干净后注射；从冰箱内拿出的胰岛素最好先温暖再注射；注射部位肌肉要放松，进针、出针要快。

做好病情记录

注射胰岛素的患者最好能有自己的病情记录本，做好记录，包括胰岛素的剂量、注射时间、三餐及加餐的摄入量、血糖或尿糖结果、每天的运动量及发生低血糖的时间等，并在看病时携带，以便和医生讨论目前的治

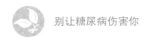

疗情况及下一步如何治疗。

—— 胰岛素的购买与储存

如果是第一次购买胰岛素，可在医院的药房内购买并仔细核对，看是否与医生处方相符；当胰岛素用完再购买时，最好把上一次的胰岛素包装带来，以便医生能准确开处方。

未开封的胰岛素应放在冰箱的冷藏室（4℃）内储存，不能放在冷冻室内。因为胰岛素是一种小分子蛋白质，如结冰，它的降糖作用会降低。如果没有冰箱，应放在阴凉处，且不宜长时间储存。更要注意的是，切忌将药瓶暴露于阳光或高温下。已开封的胰岛素也应放在 4℃ 条件下储存，可存放三个月；也可在室温下存放，但不可超过一个月。当你外出旅行或出差时，不要把胰岛素放在旅行袋等行李中，更不能托运，应随身携带，待到达目的地后，以储存在冰箱内为宜。

33

胰岛素会"赶跑"新糖尿病吗

—— 3 类患者需终身使用胰岛素

有些患者需要终身使用胰岛素，如：1 型糖尿病患者；患病时间较长、口服药物不能很好地控制血糖的 2 型糖尿病患者；有肝、肾功能损害的患者。

3类患者需暂时使用胰岛素

对于很多患者来说，胰岛素的使用只是暂时的，用上胰岛素以后，过一段时间还是完全可以撤下来的，如：发生糖尿病急性并发症的患者；准备手术的糖尿病患者；合并严重感染的糖尿病患者。

这些患者都必须要用胰岛素来"冲锋陷阵"，渡过"难关"。这种情况下胰岛素该用就要用，不能犹豫，否则患者会有生命危险。等这个"难关"过去了，可以再停用胰岛素，换回原来的口服降糖药物。

停用胰岛素的3种信号

对于不需要长久使用胰岛素的患者来说，当胰岛素到了"该下"的时候，它会给我们一些提示的，如：发生急性并发症的患者，病情恢复了；手术的患者，手术切口长好了；发生严重感染的患者，感染治愈了。如果此时患者的胰岛素用量不大，就可以尝试停用胰岛素，换回原来的治疗。

"新人"停药的注意点

初次使用胰岛素后，血糖控制正常3周~3个月，可逐渐减少胰岛素的用量，当达到每天30个单位以下时，就可以停用胰岛素，换成口服降糖药物，甚至可以不用药物。这种"好事"其实并不是可遇不可求的，只要努力，还是很有可能发生的。只要能够及早发现糖尿病，并且积极给予治疗，摒弃不健康的生活方式，争取把血糖又快又好地控制在理想状态，让身体尽早脱离高血糖的"迫害"，就有可能停用胰岛素。

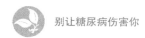

34

胰岛素治疗，特殊人群特点不同

注射胰岛素是治疗糖尿病的重要手段，对于某些患者来说还是唯一方法。在众多糖尿病患者当中，不乏一些特殊的群体，如儿童、老人、孕妇、肝肾功能不全者、手术患者，等等。鉴于他们的自身特点及病情的特殊性，在使用胰岛素治疗时，特点各不相同。

—— 儿童

目前，我国儿童糖尿病以 1 型糖尿病为主，主要依靠胰岛素治疗。儿童 1 型糖尿病按照疾病的进程可分为"急性代谢紊乱期""缓解期"（又称"蜜月期"）"强化期"及"永久糖尿病期"四个阶段，胰岛素的用量需要根据不同病程阶段及时进行调整。

在患病之初的"急性代谢紊乱期"，患儿胰岛素用量比较大，需尽快把血糖控制到满意的水平。

之后不久，进入 3~12 个月不等的"缓解期"，此时患儿胰岛素用量明显减少，为避免发生低血糖，每日胰岛素用量可能仅为 2~4 单位，甚至更少，但一般不主张完全停药。

到了"强化期"以后，需要根据患儿血糖情况再次增加胰岛素的用量，以控制血糖。

糖尿病患儿最终都要进入"永久糖尿病期"，完全依靠外源性胰岛素维持生命和防止酮症酸中毒。处于青春期的糖尿病患者，由于性激素、生长激素等胰岛素拮抗激素分泌增多，需要增加胰岛素用量，此阶段患者血糖波动性很大，病情很不稳定。青春期过后，胰岛素用量将有所减少，病情逐渐趋于稳定。

老人

老年糖尿病患者绝大多数为 2 型糖尿病，其自身尚保留有一定的胰岛素分泌功能，再加上老年人往往有肾功能减退，胰岛素经肾脏降解和排泄减少，因此胰岛素用量不宜过大，否则很容易发生低血糖。而发生在老年人身上的低血糖是非常危险的，可以诱发急性心脑血管事件，导致昏迷，甚至死亡。

鉴于老年人对低血糖的感知性低、耐受性较差，故老年糖尿病患者的血糖控制标准宜适当放宽，以空腹血糖＜7.8 毫摩／升、餐后 2 小时血糖＜11.1 毫摩／升为宜。

孕妇

孕妇如在怀孕之前已确诊有糖尿病，称为"孕前糖尿病"；倘若是怀孕之后才发现糖尿病，则称为"妊娠期显性糖尿病"。

治疗孕期糖尿病，不宜采取口服降糖药治疗，以免对胎儿的器官发育产生不良影响。除了饮食治疗以外，胰岛素是控制孕妇高血糖的主要手段，建议尽量采用人胰岛素。

在妊娠早期，血糖升高及波动不是太显著，可选择预混胰岛素，一天两次早、晚餐前注射；到了妊娠中后期，血糖较高时，可采取短、中效胰岛素联合强化治疗，即三餐前注射短效胰岛素加睡前注射中效胰岛素。

一般地说，随着分娩的结束，大多数患者的血糖可随之恢复正常，可以停用胰岛素；而孕前糖尿病患者则需要继续降糖治疗，可根据具体情况，继续用胰岛素或者改用口服降糖药治疗。

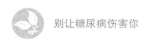

慢性肝病患者

肝脏是除胰腺之外人体另外一个非常重要的糖调节器官。肝损害可致肝糖原合成功能下降及糖耐量异常，其中部分患者最终会进展为糖尿病，临床将这种继发于肝损害的糖尿病称之为"肝源性糖尿病"。

与一般的原发性糖尿病不同，肝源性糖尿病患者均应采取胰岛素治疗，这样不仅可以有效降低血糖，还有助于肝细胞修复及肝功能恢复；禁止使用口服降糖药物，否则会加重肝功能损害，甚至会导致肝功能衰竭，进而危及生命。

"肝源性糖尿病"患者一般以餐后血糖升高为主，空腹血糖大多正常或只是轻度升高，因此，一般选择短效胰岛素制剂，分别于三餐前皮下注射。此外，由于肝病患者胰岛素抵抗较为明显，因而胰岛素用量会稍大。

需要提醒的是，由于肝病患者的肝糖原储备不足，空腹状态（尤其是夜间）低血糖的风险较高，因此，一般情况下，尽量不要在睡前注射中、长效胰岛素，如确有必要，剂量也不宜过大，同时要注意加强血糖监测。

当然，对于肝源性糖尿病患者来说，治疗肝病、改善肝功能才是最为重要的，随着病情的好转，血糖可随之下降甚至恢复正常。

肾功能不全患者

糖尿病肾病是糖尿病患者最常见的慢性并发症之一，而糖尿病患者的肾功能一旦受损，口服降糖药的使用便受到很大限制，尤其是严重肾功能不全的患者，只能选择胰岛素来控制血糖。

肾脏是胰岛素灭活和降解的主要场所之一，随着肾功能的下降，肾脏对胰岛素的降解能力也随之降低，患者对外源性胰岛素的需求量相应减少。因此，肾病患者在使用胰岛素的过程中，应当加强血糖监测，及时调整胰岛素的用量，以防诱发严重低血糖而危及生命。

服用激素者

长期、大剂量应用糖皮质激素可使正常人血糖升高或发展为糖尿病（"类固醇性糖尿病"）。糖皮质激素所致的血糖变化与所用激素的药物代谢学特性（包括起效时间、药效高峰时段、作用维持时间、药物半衰期等）以及药物用法有关。由于大多数使用激素的患者都是将全天的激素用量于上午 8 时一次性顿服，激素影响的主要是午餐后到睡前这一时段的血糖，因此，"类固醇性糖尿病"患者主要表现为午餐后及晚餐后的血糖较高，而后半夜至清晨空腹血糖大多正常或轻微增高。在这种情况下，可于午餐前及晚餐前注射短效（或速效）胰岛素或同时服用 α - 糖苷酶抑制剂。

倘若患者原来就有糖尿病，服用激素后将会导致病情进一步加重，无论是空腹还是餐后血糖都会明显增高，此时往往需要重新调整治疗方案，特别加强对午餐后到睡前这一时段的血糖控制（如增加午餐及晚餐前短效胰岛素用量），以对抗激素的升糖作用。由此可见，糖尿病患者对糖皮质激素的使用一定要谨慎，能不用尽量不用，该减量时及时减量。

围手术期患者

良好的血糖控制有助于降低手术的风险，促进伤口愈合。原则上，拟行手术（这里主要指大中手术）的糖尿病患者，如果此前是用口服降糖药治疗，那么，应该在术前 3 天停用口服降糖药，改用胰岛素治疗，具体方案可采取"预混胰岛素"每日两次早、晚餐前皮下注射，也可采取"三短一长"或胰岛素泵治疗，力争在术前把血糖降至正常。

在实施手术期间，需将胰岛素由皮下注射改为静脉滴注，根据动态血糖监测结果，随时调整胰岛素滴注速率，将患者术中血糖控制在 5.0~11.0 毫摩 / 升。

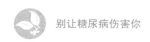

术后，由于患者尚不能马上恢复正常饮食，因此需要静脉补充加入一定比例胰岛素及氯化钾的葡萄糖液，以满足机体必要的能量需求。为了保持血糖平稳，需要根据血糖监测结果适时调整葡萄糖和胰岛素的比值（葡萄糖：胰岛素≈ 2~5 克：1 单位）。在恢复正常饮食以后，可改用皮下胰岛素治疗，伤口愈合后可调整为口服降糖药物治疗。

35

6 种情况，需调整胰岛素

只有科学合理地使用胰岛素，才能达到降低血糖、减少并发症发生、提高生活质量、延长生存寿命的治疗目标。最合理的胰岛素治疗方案应尽可能模仿生理性胰岛素分泌模式。在临床治疗中，通常是用中效胰岛素（或长效人胰岛素类似物）补充"基础胰岛素"之不足；用短效胰岛素（或超短效人胰岛素类似物）补充"餐时胰岛素"之不足。一般地说，"基础胰岛素"的剂量通常根据空腹血糖水平来调整；而"餐时胰岛素"的剂量主要根据餐后 2 小时的血糖来进行调整，同时还要结合饮食及运动情况，有时为了避免低血糖的发生，还要将下一餐前的血糖值也考虑在内。因此，糖尿病患者要学会自己检测血糖，根据血糖情况，在医生的指导下，及时调整胰岛素的种类和剂量，特别是在饮食和运动量有改变或者合并其他疾病的情况下，更应及时调整，避免低血糖反应及高血糖状况。目前临床上一般根据糖化血红蛋白、空腹血糖、餐后血糖水平，以及生活方式和饮食习惯等，来调整胰岛素治疗方案。如果出现以下几种情况，就需要在医生指导下对胰岛素治疗方案进行适当调整了。

①糖化血红蛋白（HbA1c）不达标　糖化血红蛋白反映了最近 2~3 个月血糖的平均水平，首先要控制在 7% 以下，进一步达到 6.5% 以下。如果糖化血红蛋白不达标，说明治疗方案需要进行调整。

②空腹血糖异常　建议将空腹血糖控制在 6.0 毫摩 / 升左右。若空腹血糖异常，往往需要调整睡前的胰岛素剂量。

③餐后 2 小时血糖升高　餐后 2 小时血糖一般应控制在 8.0 毫摩 / 升左右。餐后血糖升高大多与进食过多或餐前胰岛素剂量不足有关。

④发生低血糖　若发生低血糖反应（如出冷汗、心悸等），有条件的话，应及时检测血糖并进食，在饮食与运动规律的情况下，应减少胰岛素的剂量。

⑤饮食和运动变化　糖尿病患者规律饮食和运动是很重要的，饮食和运动发生变化，就需要相应调整胰岛素的用量，特别是在减少进食或运动量增加时，应及时减少胰岛素剂量。

⑥合并其他疾病　当糖尿病合并其他疾病时，血糖常会有波动，需通过血糖检测及时调整胰岛素剂量。特别是在合并感染的情况下，血糖会难以控制，胰岛素剂量往往需要增加。

在治疗方案调整的过程中，患者会担心血糖不稳定，特别是害怕发生低血糖。因此，在调整期间，患者要加强血糖监测，注意及时识别低血糖的症状，在专科医生的指导下合理增减胰岛素剂量。

36

胰岛素注射过量怎么办

如果注射胰岛素过量，一定要行动起来，处理低血糖。

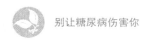

处理低血糖

一旦出现低血糖症状，应迅速进食至少 10~15 克可快速吸收的碳水化合物，如 3~5 块糖果、2~3 茶匙食糖、一杯含糖果汁，甚至白糖水或含糖高的饮料（雪碧、可乐）等，以阻止低血糖发展。必要时在 15 分钟内重复一次。

如果低血糖发作离下次进餐还有较长一段时间（1 小时以上），在纠正低血糖之后，还需进食少量吸收较慢的食物，如半个面包、几块饼干或一小块馒头。

如进食后仍不能缓解低血糖症状或出现昏迷，需尽快将患者送医院急诊，并告诉医务人员患者的用药情况。患者经抢救苏醒后，应吃些甜食或糕点，根据实际情况决定是否停用胰岛素，并观察血糖情况 2~3 天（老年患者尤其要注意这一点）。然后根据血糖及饮食情况调整胰岛素剂量及剂型。

胰岛素注射过量的常见原因

①用注射器抽吸胰岛素时剂量不准确，或用胰岛素笔时弄错胰岛素剂量。

②误用注射器抽取专用于胰岛素笔的浓胰岛素（胰岛素有 2 种浓度：U-40 和 U-100。U-40 为 40 单位 / 毫升，常用注射器抽取注射；U-100 为 100 单位 / 毫升，常专用于胰岛素笔）。

③注射胰岛素后不及时进食，或因某些原因吃饭减少、吃不下饭、恶心呕吐时仍坚持注射胰岛素。

④弄错胰岛素剂型，常见于胰岛素强化治疗患者误将短效胰岛素当中效胰岛素注射。

⑤误将胰岛素当其他药物注射。

37

手术治糖尿病，你需要了解的事

从以前治疗肥胖的减肥手术，到如今治疗糖尿病的代谢手术，手术治疗已经在 2 型糖尿病治疗中有了明确的地位。2011 年，中华医学会糖尿病学分会和中华医学会外科学分会联合发表《手术治疗糖尿病专家共识》，代谢手术已成为治疗 2 型糖尿病的选择之一。

手术为什么能治糖尿病

手术方法改善和治疗糖尿病起源于治疗严重肥胖的胃肠外科手术。结合目前腹腔镜技术的逐渐完善，代谢手术的主流方式主要有两种。一种是腹腔镜下胃空肠转流术，这种方法将部分胃与远处的空肠连接起来，限制了食物摄入并改变了胃肠道的解剖序列，是疗效最好的一种方法。另一种是腹腔镜下袖状胃切除术，这种方法切除部分胃，不改变胃肠道的生理状态，不会干扰食物的正常消化吸收过程，不产生营养物质的缺乏，适合患有贫血、克罗恩病以及其他不能接受风险较高手术的患者。

代谢手术治疗糖尿病的主要机制可能有以下几方面：①减少了食物的摄入与吸收；②减少胃底部分

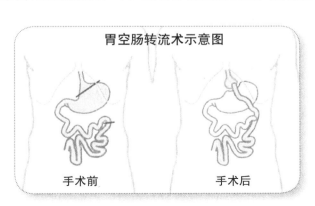

胃空肠转流术示意图

手术前　　　　　手术后

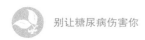

泌的生长激素释放多肽，从而减少控制食欲的胃肠道激素的分泌，达到长久降低食欲的效果；③避免食物进入十二指肠，降低不正常的肠激素反应，从而改善病情；④食物快速进入远端肠道，造成一些肠激素（如胰高血糖素样肽 -1、酪酪肽）快速增加，从而改善病情。

能否做手术需严格评估

糖尿病手术的适应证，简而言之就是肥胖的 2 型糖尿病患者。为了确保疗效、降低手术风险，医生会做一系列严格的术前评估，包括全身状况、血糖、血脂、血压水平，胰岛功能等。这些指标不仅能让医生了解患者的手术风险，也能大致明确术后疗效。我国手术治疗糖尿病的适应证包括以下几点。

① BMI（体质指数，体重 / 身高 ^{2}，单位为千克 / 平方米）≥ 35 千克 / 平方米的 2 型糖尿病患者，不管有无并发症，都可考虑进行代谢手术。

② BMI 在 30~35 千克 / 平方米的 2 型糖尿病患者，生活方式和药物治疗难以控制血糖或并发症时，尤其具有心血管风险因素（如冠心病家族史、吸烟、血脂异常等）时，代谢手术是治疗选择之一。

③ BMI 在 28.0~29.9 千克 / 平方米的 2 型糖尿病患者，如果同时有向心性肥胖（男性腰围大于 90 厘米，女性腰围大于 85 厘米）且至少有 2 条代谢综合征标准（高甘油三酯、低高密度脂蛋白胆固醇水平、高血压），代谢手术也可考虑为治疗选择之一。

以上患者年龄在 60 岁以下，患 2 型糖尿病在 15 年以内，胰岛储备功能、C 肽在正常低限值 1/2 以上，且身体一般状况较好，可考虑手术治疗糖尿病。

为了避免手术风险，有糖尿病并发症的患者需进行进一步检查，如果已有失明、明显的肾脏受损或曾有心肌梗死、卒中（中风）病史，则不宜进行手术治疗，1 型糖尿病患者、病程较长及胰岛功能已基本丧失的 2 型糖尿病患者、身体情况不佳的患者也不宜手术。

疗效并非立竿见影

糖尿病手术后，降糖效果并非立竿见影。首先是体重下降，一般术后1个月可以有10~15千克的减重效果，而血糖往往在1~3个月后恢复至正常水平，根据以往的经验，术后半年的血糖水平可恢复至最佳。

手术后血糖完全缓解定义为：在摆脱药物和胰岛素治疗的前提下，达到正常血糖指标。而部分缓解则有所折扣，即和术前相比，为达到正常血糖水平，显著减少了降糖药物的使用。

术后饮食习惯彻底改变

由于术后的胃已经"瘦身"，一是容量小了，二是研磨功能差了，如果进食大量难以消化或刺激性的食物，会导致胃胀、肠胃不适，引起恶心、呕吐，甚至胃溃疡；而如果大量不易消化的食物（比如糯米、青团、长条的韭菜等）进入肠道，还可能造成肠道堵塞。因此，准备接受手术的患者必须充分知晓这个变化，手术后需严格执行以下饮食注意事项。

①少吃多餐，每天可吃5~8餐。

②避免食用甜食，如糖、可乐、蛋糕、冰淇淋等。

③避免高油、高脂食物，以预防呕吐及体重增加。

④避免进食糯米、青团之类难以消化的食品，芹菜、韭菜等长纤维蔬菜应切碎，以减少胃肠不适、肠梗阻的发生。

⑤进食时不要喝水、喝汤，以防腹胀，可在两餐间或餐后半小时再饮水。

⑥术后一年内禁止饮用冰水、咖啡、茶类、酒精类等刺激物，之后也建议尽量避免饮用同类饮料。

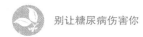

术后需适量补充营养素

除了饮食习惯需要改变外，另一个术后变化在于，需要补充一定量的营养素，包括钙、铁、锌等微量元素以及多种维生素，这是因为手术改变了糖尿病患者的消化道结构。每天清晨服用钙片、复合维生素等营养补充剂即可满足需求。

术后随访不容忽视

如果术后未能遵从医嘱、控制饮食、改变生活习惯，糖尿病的 5 年复发率较高。因此，手术前就应了解：手术后必须定期随访复查，严格执行术后饮食控制。

38

认真做好血糖监测

及时并正确地进行自我血糖监测，对糖尿病的治疗和病情掌控具有非常重要的意义。血糖的自我监测因人而异，但不外乎三点：监测的时间点、频率以及控制水平。

"点"

方法　利用便携式血糖仪进行自我血糖监测。

优点　操作方便、创伤性小、用血量少、出结果快。由于快速血糖仪容易受温度、采血方法、采血量等因素的影响，家中自测结果通常比医院抽静脉血的检测结果低 10%~15%。不过，患者用自己的血糖仪测定血糖，血糖仪是固定的，所反映出的血糖高低很能说明问题，即便测定结果与医院抽血检查结果有点差别，但这种差别对于血糖监测没有明显妨碍。患者到医院就诊检查血糖时，可同时用血糖仪测定一下，了解这种差别约有多大。

检测方法 糖尿病患者进行自我血糖监测可以选择一天中不同的时间点，包括餐前、餐后（一般为餐后 2 小时）、睡前，必要时还需监测夜间血糖（一般为凌晨 2~3 点）。目前，糖尿病患者的治疗方案主要有三种：第一种是胰岛素治疗，第二种是口服降糖药物治疗，第三种是生活方式治疗。相应地，血糖自我监测方案也需因糖尿病患者的治疗方案而异，制订个体化的监测方案。

使用胰岛素治疗者，在治疗开始阶段，每日至少监测血糖 5 次；达到治疗目标后，每日监测 2~4 次。以使用预混胰岛素（控制餐后血糖的短效胰岛素和控制空腹血糖的中效胰岛素以一定的比例混在一起）的患者为例，患者可以每周监测 3 天空腹血糖和 3 次晚餐前血糖，每 2~4 周复诊 1 次，复诊前 1 天加测 5 个时间点血糖谱。

每日两次预混胰岛素注射患者的血糖监测方案举例

血糖监测	空腹	早餐后	午餐前	午餐后	晚餐前	晚餐后	睡前
每周 3 天	√			√			
复诊前 1 天	√	√		√		√	√

未使用胰岛素治疗者，有 2 种监测方案：①强化血糖监测方案，每周 1~2 天，每天监测 5~7 次，主要在药物调整期间使用；②低强度血糖监测方案，每 1~2 周选择 1 天进行监测，每天测 2 次（最好采取同日测定不同时间的方法，如第一周 1 天测定空腹和早餐后；第二周 1 天测定空腹和午餐后）。已达标且病情稳定者，一旦发现血糖升高，必须尽快找出引起血糖升高的原因，如进餐过多、药物漏服、运动量减少等，并请医生及时调

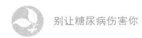

整治疗方案。

"线"

方法　动态血糖监测，每 5 分钟记录一次血糖值，每天自动记录 288 个血糖值。

优点　能帮助医生发现许多平时不易发现的问题，如夜间低血糖、苏木杰现象、黎明现象、一过性高血糖等。动态血糖仪类似于临床上常用的动态心电图，一般需连续做三天。

检测方法　测量时，医生将连接主机的探头埋置于患者腹部皮下（对身体无损伤），电流大小可反映不同时间的血糖水平，并通过屏幕显示血糖的波动，每隔 5 分钟测定一次血糖水平并保存数据，计算机处理系统将患者 24 小时内共 288 次血糖值绘成曲线图。通过曲线，医生能详细了解患者一天内的血糖变化情况，并据此调整治疗方案。由于动态血糖仪价格昂贵，操作技术要求高，故必须由医生在病房内亲自操作。

"面"

方法　检测糖化血红蛋白和糖化血清蛋白。

优点　反映糖尿病患者一段时间内的血糖平均水平。与点血糖相比更具稳定性，与糖耐量试验相比更具便捷性和可操作性，不受进食的影响。

检测方法　① 糖化血红蛋白（HbA1c）。糖化血红蛋白是长期血糖控制最重要的评估指标，也是临床决定是否要更换治疗方案的重要依据。因为临床上检测到的糖化血红蛋白值客观反映了患者最近 2~3 个月的血糖平均水平，且不受一时血糖波动的影响，也不受饮食、运动等因素的干扰，对糖尿病患者血糖控制情况的评估和并发症风险的预测有更高的参考价值。糖化血红蛋白的正常值为 3%~6%，这个数值越高，表明血糖控制得越不理想。糖尿病患者血糖控制的目标是使糖化血红蛋白水平小于或等于6.5%。在治疗之初至少每3个月检查一次，一旦达到治疗目标可每6个月检查一次。当然，糖化血红蛋白自身也有局限性：如果患者患有血红蛋白异常性疾病，糖化血红蛋白的检测结果往往不可靠；由于糖化血红蛋白是反映过去2~3个月的综合血糖水平，因此对近期的血糖变化不敏感；糖化血红蛋白不能精确反映患者发生低血糖的风险，也不能反映血糖波动的特点。②糖化白蛋白（GA）。糖化白蛋白是血清中葡萄糖与白蛋白发生非酶促反应的产物，对短期内血糖变化比较敏感，可反映糖尿病患者检测前2~3周的平均血糖水平，正常参考值为11%~17%。尤其是短期住院治疗或近期治疗方案调整的患者，糖化白蛋白是很好的疗效评价指标。此外，糖化白蛋白可用于辅助鉴别应激性高血糖，是对糖化血红蛋白指标的有效补充。

血糖仪怎么选

对大多数糖尿病患者来说，只需利用血糖仪准确地测定血糖，然后记录测定结果即可。实用的经济型血糖仪比较合适。经济条件较好，希望借助血糖仪的储存、分析功能进行病情管理的患者，视力不佳需要大屏幕显示结果的患者，或自己操作有困难、需血糖仪直接提示操作要点的患者，可选择多功能型血糖仪。

需要指出的是，各种型号血糖仪的血糖试纸并不能互相通用，患者必须按照自己的血糖仪型号购买符合该型号的试纸。

何时需要校正血糖仪

这些情况下需校正血糖仪：血糖仪在使用2 000条血糖试纸后；血糖仪检测结果和医院检测结果相差很大；重新换一瓶血糖试纸，与前一瓶试纸的检测结果相差悬殊；血糖仪不小心摔到地上。

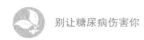

目前，有两种方法可以校准血糖仪：第一是带着血糖仪去医院，和医院的静脉生化同时做一个对比；第二是到当地的代理或者办事处，请工作人员帮忙校准。

没有症状，也要做血糖监测

有的患者对血糖监测的重要性认识不足，平时没有不适感觉时，就不做血糖监测，有了症状才去查血糖，这种做法显然不妥。首先，血糖轻度升高时，患者可以没有任何症状，但时间长了同样会引起慢性并发症。其次，许多老年糖尿病患者，由于感觉迟钝，尽管血糖很高但没有明显症状（如口渴、多饮、多尿等）。第三，"药物继发性失效"在临床上很常见，如果长期不监测血糖，药物失效了自己也不知道，治了半天等于没治。

39

你的血糖控制目标合理吗

2 型糖尿病控制目标

《中国 2 型糖尿病防治指南（2017 年版）》中，2 型糖尿病血糖综合控制目标为空腹 4.4~7.0 毫摩 / 升，餐后 2 小时＜10.0 毫摩 / 升，糖化血红蛋白＜7.0%，并以此为依据，根据患者具体情况，调整血糖控制目标。

中青年、病程较短、无并发症、未合并心脑血管疾病、预期寿命较长的患者，在无低血糖等其他不良反应的情况下，血糖控制目标应更严格：空腹 4.4~6.0 毫摩 / 升，餐后 2 小时 6.0~8.0 毫摩 / 升，糖化血红蛋白 <6.5%。

病程较长、有显著的微血管或大血管并发症、有严重合并症、有严重低血糖史、用多种方式仍难以使血糖达标、预期寿命较短的患者，血糖控制目标可稍放宽：空腹 8.0~10.0 毫摩 / 升，餐后 2 小时 8.0~12.0 毫摩 / 升，糖化血红蛋白 <8.0%。

1 型糖尿病控制目标

1 型糖尿病的病因、临床特征、治疗方案及预后具有与 2 型糖尿病不同的特殊性，其发病多见于儿童及青少年，血糖波动大，加上患者自我管理能力差，低血糖及各种并发症的发病风险高。《中国 1 型糖尿病诊治指南》建议我国 1 型糖尿病的血糖控制目标为：

在避免低血糖的基础上，儿童及青少年空腹 5.0~8.0 毫摩 / 升，餐后 2 小时 5.0~10.0 毫摩 / 升，睡前 6.7~10.0 毫摩 / 升，糖化血红蛋白 <7.5%；成人空腹 3.9~7.2 毫摩 / 升，餐后 2 小时 5.0~10.0 毫摩 / 升，睡前 6.7~10.0 毫摩 / 升，糖化血红蛋白 <7.0%。

另外，由于儿童及青少年的日常活动量变化较大，且缺乏对低血糖的认知及应对措施，可在不影响正常营养摄入的前提下，适当放宽血糖控制目标。

孕期糖尿病控制目标

妊娠期间高血糖的主要危害是围产期不良妊娠结局，包括巨大儿、新生儿畸形、产伤、母亲发展为糖尿病等。孕期糖尿病患者应该管住嘴、迈开腿、按时用药，严格控制血糖，控制目标为：空腹、餐前或睡前 3.3~5.3 毫摩 / 升，餐后 1 小时 ≤ 7.8 毫摩 / 升，或餐后 2 小时 ≤ 6.7 毫摩 / 升，糖

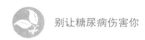

化血红蛋白尽可能控制在 6.0% 以下。

老年糖尿病控制目标

老年糖尿病是指年龄 ≥ 60 岁的糖尿病患者，包括 60 岁前已经诊断和 60 岁以后诊断为糖尿病者，以 2 型糖尿病为主。由于不同的老年患者临床疾病和功能状态的差异较大，美国糖尿病学会推荐：

身体状况良好、无认知障碍的患者血糖控制目标可以稍严格，空腹 5.0~7.2 毫摩 / 升，睡前 5.0~8.3 毫摩 / 升，糖化血红蛋白＜7.5%。

身体状况一般、有轻中度认知障碍、伴有慢性疾病的患者血糖控制可以稍微放宽，空腹 5.0~8.3 毫摩 / 升，睡前 5.6~10 毫摩 / 升，糖化血红蛋白＜8%。

身体状况很差、中重度认知障碍、伴终末期慢性疾病的患者血糖控制则无须过度严格，空腹 5.6~10.0 毫摩 / 升，睡前 6.1~11.1 毫摩 / 升，糖化血红蛋白＜8.5% 即可。

40

综合控制，管好糖尿病

2 型糖尿病患者常合并代谢综合征的一个或多个组分，如高血压、血脂异常、肥胖症等。随着血糖、血压、血脂水平的升高及体重的增加，2 型糖尿病并发症的发生风险、发展速度及其危害等将显著增加。因而，2 型糖尿病的治疗应该是综合性的。除了控制血糖，还应降血压、调节血脂、抗血小板、控制体重、改善生活方式等。

中国 2 型糖尿病综合控制目标

指标		目标值
血糖（毛细血管血糖，毫摩/升）	空腹	4.4~7.0
	非空腹	< 10.0
糖化血红蛋白（HbA1c，%）		< 7.0
血压（毫米汞柱）		< 130/80
总胆固醇（TC，毫摩/升）		< 4.5
高密度脂蛋白胆固醇（HDL-C，毫摩/升）	男性	> 1.0
	女性	> 1.3
甘油三酯（TG，毫摩/升）		< 1.7
低密度脂蛋白胆固醇（LDL-C，毫摩/升）	未合并动脉粥样硬化性心血管疾病	< 2.6
	合并动脉粥样硬化性心血管疾病	< 1.8
体质指数（BMI，千克/平方米）		< 24.0

控制胆固醇

2 型糖尿病患者常见的血脂紊乱是甘油三酯（TG）升高、总胆固醇（TC）升高、低密度脂蛋白胆固醇（LDL-C）升高、高密度脂蛋白胆固醇（HDL-C）降低，这些都是心血管疾病的高危因素。血脂中，低密度脂蛋白胆固醇是一种"坏"胆固醇，对动脉粥样硬化起着最坏的作用，因此，控制血脂紊乱，最重要的就是要控制低密度脂蛋白胆固醇水平。

保持健康生活方式是维持健康血脂水平、控制血脂紊乱的重要措施，主要包括：减少饱和脂肪酸、反式脂肪酸和胆固醇的摄取，增加 n-3 脂肪酸、膳食纤维、植物固醇/甾醇的摄入，减轻体重（如有指征），增加体力活动。

同时，多项研究证明，使用他汀类药物（一种调脂药物）可以降低总胆固醇和低密度脂蛋白胆固醇水平，从而显著降低糖尿病患者发生大血管病变和死亡的风险。所有下列糖尿病患者，无论基线血脂水平如何，都应

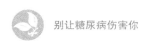

该在生活方式干预的基础上使用他汀类药物：

①有明确的心血管疾病者，低密度脂蛋白胆固醇的控制目标值是＜1.8 毫摩／升。

②没有心血管疾病，但是年龄超过 40 岁并有一个或多个心血管危险因素者（早发性心血管疾病家族史、高血压、吸烟、血脂紊乱或蛋白尿），低密度脂蛋白胆固醇的控制目标值是＜2.6 毫摩／升。

③低风险患者（如无明确心血管疾病且年龄在 40 岁以下），如果患者低密度脂蛋白胆固醇＞2.6 毫摩／升或者具有多个心血管危险因素，在生活方式干预的基础上，应该考虑使用他汀类药物治疗。低密度脂蛋白胆固醇的控制目标值是＜2.6 毫摩／升。

除了低密度脂蛋白胆固醇，2 型糖尿病患者的甘油三酯和高密度脂蛋白胆固醇的控制目标分别为：甘油三酯＜1.5 毫摩／升，男性高密度脂蛋白胆固醇＞1.0 毫摩／升，女性高密度脂蛋白胆固醇＞1.3 毫摩／升。

控制血压

高血压是糖尿病的常见并发症或伴发病之一，我国门诊就诊的 2 型糖尿病患者中，约 30% 伴有高血压。1 型糖尿病患者出现的高血压往往与肾脏损害加重相关，而 2 型糖尿病患者合并高血压通常是多种心血管代谢危险因素并存的表现，高血压可以出现在糖尿病发生之前。糖尿病与高血压的并存使心血管病、脑卒中、肾病及视网膜病变的发生和进展风险明显增加，增加糖尿病患者的死亡率。反之，控制高血压可显著降低糖尿病并发症发生和发展的风险。

目前，糖尿病患者血压的理想控制目标调整为：＜130/80 毫米汞柱。老年或伴有严重冠心病的糖尿病患者，可采取相对宽松的降压目标值。血压＞120/80 毫米汞柱者应启动生活方式干预，血压≥140/90 毫米汞柱者可考虑开始药物降压治疗，血压≥160/100 毫米汞柱或高于目标值 20/10

毫米汞柱者应立即启动药物治疗。

体重管理

肥胖是 2 型糖尿病的常见伴发症。肥胖不仅与 2 型糖尿病有关，而且还是许多慢性病的源头，如打鼾、高血压、冠心病、脑卒中、乳腺癌、大肠癌等。因此，体重管理对糖尿病患者来说非常重要。

体质指数（BMI）是体重管理的最重要指标。研究表明：糖尿病患者中，体质指数在 22~24.9 千克 / 平方米这个范围时，死亡率最低；当体质指数＜22 千克 / 平方米时，体质指数越低，死亡率越高；当体质指数≥25 千克 / 平方米时，体质指数越高，死亡率越高。由此可见，糖尿病患者应通过饮食、运动、药物甚至手术等方法，努力将体质指数控制在最适宜的范围内。

就降糖药物的选择来说，偏瘦的糖尿病患者想增加体重，可以选择胰岛素、磺脲类等具有增加体重作用的药物，而肥胖者则可选择 DPP-4 抑制剂（二肽基肽酶Ⅳ抑制剂）、GLP-1 受体激动剂（胰高血糖素样肽 -1 受体激动剂）、二甲双胍、α - 糖苷酶抑制剂等具有不增加或者减轻体重作用的药物。

当然，对于肥胖的糖尿病患者来说，控制体重最重要的还是应该通过饮食和运动来实现，即管住嘴、迈开腿。如：

①晚餐不吃主食　让胰岛得以休息，从而改善胰岛功能。

②将周六、周日定为"牛奶素菜日"　不吃主食，而以素菜、牛奶和少量水果代替。

③每天运动　肌肉运动可以产生使胰岛素更好地发挥作用的激素（抑胃素），从而使血糖更加平稳。但是，肌肉运动产生的这种作用只能维持 24 小时，因此必须坚持每天运动。

需要注意的是，运动要讲究合适的时间和强度。退休的患者可以将运

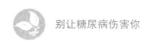

动时间安排在餐后半小时，上班族可以安排在晚饭后。对于肥胖的糖尿病患者来说，运动量至少应达到每天一万步，相当于 5 千米。

—————— 抗血小板治疗

糖尿病患者的高凝血状态是发生大血管病变的重要原因，多项临床试验和分析证明，使用阿司匹林进行抗血小板治疗，可以有效预防包括卒中、心肌梗死在内的心脑血管事件。抗血小板治疗的推荐用法为：

①有心血管疾病病史的糖尿病患者，应常规使用阿司匹林作为预防心脑血管事件的措施。

②有高危心血管风险（10 年心血管风险＞10%）的糖尿病患者，包括大部分＞50 岁的男性或＞60 岁的女性合并 1 个心血管危险因素（心血管疾病家族史、高血压、吸烟、血脂紊乱或蛋白尿）者，如无明显出血风险（既往有消化道出血病史，或胃溃疡，或近期服用增加出血风险的药物，如非甾体类抗炎药或华法林），可服用阿司匹林预防心脑血管事件。

③有中危心血管风险的糖尿病患者，包括有 1 个或多个心血管危险因素的中青年（即男性＜50 岁或女性＜60 岁）患者，或无心血管危险因素的年龄较大的患者（即男性＞50 岁或女性＞60 岁），或 10 年心血管风险在 5%~10% 之间的患者，应根据临床医生的判断来决定是否使用阿司匹林。

阿司匹林并不是抗血小板治疗的唯一药物，如果患者对阿司匹林过敏、不能耐受，或者有出血倾向、接受抗凝治疗、近期胃肠道出血以及不能应用阿司匹林的活动性肝病患者，可考虑使用氯吡格雷作为替代治疗；发生急性冠状动脉综合征的糖尿病患者，可使用阿司匹林加氯吡格雷联合治疗 1 年。

由于潜在的不良反应（出血）可能抵消潜在的获益，因此不推荐低危心血管风险（男性＜50 岁或女性＜60 岁且无其他心血管危险因素，或 10 年心血管风险＜5%）的成人糖尿病患者使用阿司匹林。

研究显示，在一定范围内，阿司匹林的抗血栓作用并不随剂量增加而增加，但阿司匹林的消化道损伤作用随着剂量增加而明显增加。因此，建议长期使用时阿司匹林的最佳剂量为 75~150 毫克 / 日，在这个剂量范围内阿司匹林的疗效和安全性之间达到了较好的平衡。

41

减重、运动缓解病情须知

一部分相对年轻、严重超重或肥胖、合并多种心血管危险因素、病程相对较短且无明显糖尿病并发症的患者，有望通过减重和运动缓解病情，甚至在停用降糖药、降压药的基础上控制好血糖和血压。

即使采取饮食控制和运动后，糖尿病得到缓解，患者仍然需要定期随访。因为，在以后的岁月中，随着胰岛功能下降和走向老年，这些患者中的绝大多数最终仍然不能完全依靠生活方式来控制好血糖，而需要包括胰岛素在内的药物治疗。这是已经为我国的大庆研究所证实的，也是我们临床上所常见的。

此外，任何希望通过饮食控制、减轻体重和运动的方式来治疗的患者，都应该先进行专业评估，然后在医生指导下进行个体化治疗。

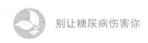

怎么测血糖疼痛轻、损伤小

合理选用血糖仪及针头

糖尿病患者最好购买需血量比较少的血糖仪，这样便可以选用外径较细的采血针，如 28G、30G 甚至更细的针（注：G 标前面的数字越大则针越细）。采血针越细，对皮肤的损伤就越小，出血量也越少，患者的疼痛感较轻，伤口愈合会更快更好。

针刺深浅适度，采血量不用太多

采血量只要满足血糖仪检测要求即可，并不是多多益善。如果采血时刺伤手指较深，对局部组织的损伤就较重。采血笔的进针深度大多是分档可调的，患者可以根据自身皮肤的情况及需血量多少，恰到好处地选择进针深度，以减轻对皮肤的伤害。

采血部位选手指两侧，经常更换

有些糖尿病患者采血时，往往习惯性地老是选择某个特定的手指及部位，这显然不妥。最好的办法是尽可能把损伤分散到各个部位，可以轮流在不同手指的不同部位采血。切记不要在指尖采血，而应选择手指两侧。因为手指两侧的神经末梢分布较少，对疼痛的感觉较差，在这个部位采血，针刺后疼痛感较轻。

采完血后，多压一会儿针眼

许多糖尿病患者采完血，按压针眼几秒钟就匆匆了事。事实上，即使采血针刺伤的伤口表面看不到有血液渗出，皮肤下也有可能还在渗血。如果被刺伤的手指还在继续出血，则少量血液聚集在皮下，最后就会变成一个个小的皮下瘀血点。因此，采血后一定要多按压一会儿，以做到彻底止血。

尽量不用酒精消毒，可用温水洗手

绝大多数人在采血前都用酒精消毒采血部位，而糖尿病患者的皮肤可因血糖高而变得干燥，如再用酒精消毒，则容易促使皮肤变得更干燥、粗糙，甚至开裂。为此，建议在采血前先用温水洗净双手，这样不仅可避免用酒精消毒，还可增加手指血液循环，尤其是在寒冷的季节更要用温水冲洗双手，以有利于采血；采血后数分钟可用干净湿布轻轻擦局部皮肤，有助于防止皮肤干裂。

此外，应尽量避免手凉时采血，因为此时手指血液循环不好，针刺后不容易出血。如果血量不足，很多患者会用劲挤压手指，在这种情况下测出来的血糖值会因组织液混入而不准。

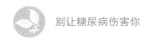

43

记住五个"一"，糖尿病治疗就容易

交一位医生朋友

糖尿病是终身疾病，因此病友们要学会和医生交朋友，每次尽量找同一位医生看病，这样他对您的病情就会有比较全面系统的了解，当您发生了新的病状时，他也能根据您的病史做出比较正确的判断和合理的治疗。遇到解决不了的问题，他自然会推荐您到相关科室就诊，节省时间，节约费用，比您自己凭想象择科看病要好得多。

牢记一个目标

糖尿病教育已经进行了 30 年左右，但因诸多因素的限制，病友对糖尿病防治知识掌握得仍然很少。病友们不必记住所有与糖尿病有关的数字，但是应当牢记最基本的空腹血糖和餐后血糖的控制标准，否则监测血糖还有何用？为了记忆方便，病友们可以记住一句顺口溜："5、6 不过 7，7、8 不离 10"。即空腹血糖在 5~6 毫摩 / 升、餐后 2 小时血糖在 7~8 毫摩 / 升为理想标准，空腹血糖不超过 7 毫摩 / 升、餐后 2 小时血糖不超过 10 毫摩 / 升为一般标准。

比较同一天血糖

监测同一天的空腹和餐后血糖，可以了解病情变化，为调整药物剂量提供依据。如：①早上空腹和餐后血糖都达标，表明药物剂量合适；②早上空腹和餐后血糖都高，表明前晚和当天早上的药物剂量都需要进行调整；③仅空腹血糖高，早餐后血糖达标，表明前晚药物剂量不足，当天早餐前的药物剂量是合适的；④仅早餐后血糖高，空腹血糖达标，表明早餐前的药物剂量不足，应该增加，前晚药物剂量是合适的。有的病友不知道同日测定空腹和餐后血糖的好处和奥妙，今天测空腹血糖明天测餐后血糖，这样对病情观察和用药指导就不如测同一天血糖意义大。

用好一个运动处方

把运动时间和运动速度量化，可以使运动治疗简单化，易记忆，好运作。方法是，餐后 1 小时开始运动，可以选择以下三种方法中的任意一种。快走：每分钟 100 步，30 分钟；慢跑：每分钟 110 步，20 分钟；小跑：每分钟 120 步，10 分钟。这三种运动量都可消耗能量 80~100 千卡（330~420 千焦），降低血糖 1~2 毫摩 / 升。

简化一天主食计算

糖尿病饮食计算方法繁杂，现介绍一简单方法。先用身高（厘米）减去 105 得出标准体重，然后以标准体重乘以 0.1，就得出每天的主食量（两）了。如：某患者身高 170 厘米，他一天的主食量＝（170 － 105）×0.1=6.5 两（325 克）。每天的副食量是固定的，多数糖尿病病友可以这么吃：鸡蛋 1 个、牛奶 250 克、瘦肉 100 克、豆腐 100 克，蔬菜 500 克、植物油 15 克。

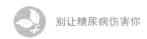

新糖尿病患者，应保护胰岛残存功能

2 型糖尿病是一种表现为血糖升高的慢性进展性疾病，在被确诊为临床糖尿病之前约有 10 年的发展过程，这个缓慢的发展过程就是胰岛功能障碍逐渐加重的过程。

在确诊糖尿病之初，有些人表现为相对的胰岛素缺乏，有些则表现为绝对的胰岛素缺乏。但随着糖尿病病程的进展，各种危险因素的持续存在，胰岛功能衰竭会逐渐加重，最终都会表现为胰岛功能完全丧失。因此，可以说，糖尿病实际上就是一种"胰岛功能衰竭"的疾病，与心功能衰竭、肝功能衰竭和肾功能衰竭一样，需要功能替代治疗。因此，对于糖尿病患者而言，保护残存的胰岛功能是必须要重视的问题。研究显示，在糖尿病病程进展 3~5 年后，胰岛功能的衰竭会加速，几乎不可逆转，而在此之前通过严格的治疗和控制，可以在一定程度上逆转或恢复受损的胰岛功能，从而延缓病程的发展。糖尿病患者要像爱护眼睛一样保护胰岛功能。胰岛功能下降是血糖升高的原因，随后，高血糖又进一步损害胰岛功能。因此，不论患糖尿病有多久，胰岛功能的保护都非常重要。

判断胰岛功能：口服葡萄糖耐量试验

有研究认为，糖尿病在初诊之时，胰岛功能已较正常人下降 50% 以上。这只是一般意义上的粗略的定义，其实每个人的表现会有所不同。

判断胰岛功能状况，目前最常采用的方法是口服葡萄糖耐量试验

（OGTT）。就是空腹口服 75 克葡萄糖粉冲泡的水，分别在服前（0 分钟）和服后（30、60、90、120 和 180 分钟）检测血糖、胰岛素和 C 肽水平。初诊的 2 型糖尿病患者通过口服葡萄糖耐量试验，不仅可根据血糖值确定诊断，对胰岛素和 C 肽水平的分析还可以帮助了解胰岛功能。

如果餐后胰岛素最高峰值较基础值高 10 倍以上，可以认为有较明显的胰岛素抵抗，另一方面也说明患者胰岛的代偿功能尚好，最好以减轻胰岛素抵抗的治疗方式为主，如尽可能严格的饮食控制和较大强度的有氧运动，加上双胍类或增加胰岛素敏感性的药物。

如果餐后胰岛素最高峰值较基础值高 2 倍以下，也就是胰岛素分泌呈低平曲线，常意味着患者胰岛分泌功能较差，强烈建议采用模拟生理的胰岛素强化治疗，以期能够让残存的胰岛功能得以"休养生息"。

保护胰岛功能：控制体重、腰围、血糖、血脂、血压

首先，要减轻胰岛素抵抗状态，最为关键的就是减轻体重和减小腰围。脂肪堆积是引起胰岛素抵抗最主要的原因，尤其是腹部和肝脏脂肪的蓄积，包括脂肪肝。

其次，要减少一些危害胰岛功能的因素，如高血糖、高血脂、高血压等。对糖尿病患者来说，保持血糖、血脂和血压水平的正常对于延缓胰岛功能衰竭非常重。

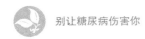

45

糖尿病"新人"获"蜜月期"高招

糖尿病"蜜月期"可少用药或不用药

糖尿病"蜜月期",一般是指 1 型糖尿病患者在发病初期接受胰岛素充分治疗数周或数月后,胰岛功能部分缓解,临床症状明显好转,患者只需要少量胰岛素甚至不需要胰岛素治疗,也能使血糖水平维持在接近正常或正常范围之内。但"蜜月期"维持的时间不会太久,大约半年至一年,之后,胰岛功能会进一步下降,需要更多的胰岛素才能维持血糖正常。

有研究显示,部分新诊断的 2 型糖尿病患者也可能出现"蜜月期"。这部分患者使用胰岛素短期强化治疗后,血糖水平得到控制,早期胰岛功能的持续性衰退得以缓解,出现血糖控制良好、甚至不需药物治疗的"蜜月期",这段时间可长达数月至数年不等。

"蜜月期"的出现,不仅减轻了患者的经济负担,更重要的是保护了患者的胰岛 B 细胞功能,延缓了病程的进展及并发症的发生,大大提高了患者的生活质量。

两类新患者有望获得"蜜月期"

大部分 1 型糖尿病患者 大部分 1 型糖尿病患者的胰岛功能并不会在发病初期完全衰竭,如尽早进行积极的胰岛素强化治疗,维持正常的血糖水平,可解除糖毒性,使尚存的部分胰岛功能得以"休养生息"。

部分2型糖尿病患者　许多临床研究显示，一些初诊的2型糖尿病患者，尤其是年纪较轻、病程较短、超重或肥胖的患者，进行几周的胰岛素强化治疗后，获得"蜜月期"的可能性更大，时间更长。在现有的关于强化治疗后糖尿病缓解率的报告中，随访1年者约50%获得了"蜜月期"。但值得注意的是，初诊的2型糖尿病患者，如果存在高胰岛素血症，则不适宜进行胰岛素强化治疗，而应以加强运动、严格饮食控制和适当服用双胍类药物为主。

两大法宝赢得"蜜月期"

"蜜月期"为糖尿病患者胰岛功能的保护提供了很好的时机，但遗憾的是，绝大多数患者并没有重视并抓住这个时机，而把"蜜月期"作为轻视糖尿病危险的理由。研究显示，在2型糖尿病病程平均进展3~5年之后，胰岛功能会出现加速衰竭的趋势。换言之，在患糖尿病3~5年之后，胰岛功能的衰竭几乎不可能恢复，常常表现为原有控制血糖良好的治疗方法不再有效，血糖进一步升高。为了避免这种情况的出现，糖尿病新患者需要早治疗、规范治疗并改善生活方式，争取获得"蜜月期"，让"蜜月期"长些、更长些，从而在今后与糖尿病作战的过程中更多地获益。

强化治疗　初诊的糖尿病患者，应在专科医生的指导下，根据自身的胰岛功能状态制订个性化的治疗方案，以保护胰岛功能，争取获得"蜜月期"。如果胰岛素水平非常低，建议选择胰岛素完全替代治疗。但对有以下情况的患者不建议进行胰岛素强化治疗，如：有严重胰岛素抵抗或高胰岛素水平、年龄较大或有心血管事件等。在选择接受强化治疗的初诊2型糖尿病患者中，病程小于5年、超重或肥胖、空腹血糖水平较高的患者，获益更多。如果"蜜月期"后出现血糖水平再度恶化，可酌情再做一次强化治疗。

改善生活方式　型糖尿病患者还应积极改善生活方式，通过控制饮食和适量运动来减少机体脂肪含量，必要时也可适当使用胰岛素增敏剂，以尽量延长"蜜月期"。

享受"蜜月期"不可掉以轻心

糖尿病的根治在目前仍是一个世界性难题，能够获得"蜜月期"是广大糖尿病患者的福音，但值得强调的是，患者在获得"蜜月期"后切莫掉以轻心、盲目乐观，自以为糖尿病已完全治愈。殊不知，"蜜月期"一旦结束，高血糖就会卷土重来，尤其是 1 型糖尿病患者，在"蜜月期"后胰岛功能会快速减退，必须注射胰岛素，若不重视血糖监测，很容易诱发急性并发症而危及生命。因此，处于"蜜月期"的患者应注意，"蜜月期"是保护或恢复胰岛功能的机会，不可马虎、放纵地享受"蜜月期"，而应积极监测血糖，同时管好嘴、迈开腿，以乐观、科学、健康的态度做好糖尿病的防治。

46

糖尿病治疗戒"7 过度"

作为糖尿病患者，理应对自身疾病高度重视、积极治疗。只有这样，才能有效预防各种急慢性并发症，改善生活质量及长期预后。但是，凡事皆要把握好"度"，治疗糖尿病也同样不能矫枉过正，从一个极端走向另一个极端。否则，将会过犹不及，引发新的问题。

1戒：降糖过度

糖尿病患者往往比较担心高血糖。事实上，严重低血糖的危害比高血糖更甚，轻者表现为心慌、出汗、头晕、瘫软无力，重者会严重损害中枢神经，导致意识障碍、昏迷乃至死亡。而且，低血糖会使交感神经兴奋性增加，血管收缩，血压升高，导致心脑血管意外（如心梗、脑血栓等）。另外，长期慢性低血糖，还会导致智力障碍甚至痴呆（特别是老年人）。

2戒：节食过度

饮食治疗是糖尿病治疗的基础，对于降低血糖、控制体重十分重要。但是，饮食治疗不等于"饥饿疗法"，而是在保证患者生理活动所需的前提下，适当限制食物的总能量，同时还要保持营养平衡。过度节食或者偏食，将会导致能量不足、营养不良、贫血、饥饿性酮症，降低身体的抵抗力，还会导致低血糖后血糖反跳性升高，不利于血糖的平稳控制。另外，饮食治疗不能搞"一刀切"，对明显消瘦或者妊娠期的糖尿病患者，应当适当放宽饮食控制。

3戒：运动过度

运动疗法也是糖尿病的基础治疗之一，它对糖尿病患者可谓益处多多：增加机体能量消耗，改善胰岛素抵抗，降低血糖；促进血液循环，提高心肺功能；预防骨质疏松、增进身心健康等。但运动要循序渐进，掌握好运动方式和运动强度，否则将会适得其反。激烈的运动（属于"无氧运动"）可兴奋交感神经，导致儿茶酚胺等胰岛素拮抗激素的分泌增加，使血糖升高。运动时间过久、运动量过大（特别是在空腹状态下），还会显著增加低血糖的危险性。另外，并非所有的糖尿病患者都适合运动，如严重高血糖、合并肾功能损害、有心功能不全或心绞痛、活动期眼底出血的患者等

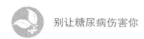

都不适合运动。因此，糖尿病患者在着手运动锻炼之前，有必要做一次全面体检，听取医生的意见。

4 戒：减肥过度

肥胖是导致糖尿病的独立危险因素，减肥有助于改善胰岛素抵抗，增加降糖药物的疗效。但是，也并非越瘦越好，应当以符合标准体重为宜。因为过度消瘦会导致营养状况恶化，机体免疫功能以及抗感染能力下降。而且，由于肝糖原储备降低，消瘦患者对低血糖的自我调节能力下降，会增加发生低血糖的危险性。

5 戒：担忧焦虑过度

许多糖尿病患者心理包袱很重，经常失眠，整日沉浸在焦虑悲观、自怨自艾中不能自拔，导致血糖升高或波动。虽说目前糖尿病尚不能根治，但只要控制得好，照样可以长寿。因此，一定要正确对待糖尿病，"既来之，则安之"，思想上既不能不重视，又不能被它所吓倒。整日忧心忡忡、焦虑不安，不仅于事无补，相反还会引起血糖的升高和波动。尽量保持心理平衡，积极配合治疗，才能真正有助于血糖的平稳控制。

6 戒：对药物依赖过度

治疗糖尿病目前还是依靠"五驾马车"，即饮食治疗、运动治疗、药物治疗、自我血糖监测、教育及心理治疗。药物不过是综合治疗的一个组成部分，如果不注意控制饮食、不注重运动锻炼，即便药物再好，也很难使血糖得到良好的控制。因此，治疗糖尿病不能完全依赖药物，还要注意饮食、运动及心理调节。

7戒：对医生依赖过度

糖尿病的良好控制不能仅靠医生，需要医患（包括患者家属）双方的共同配合，需要患者积极主动地参与，而不是完全被动地接受。所谓"最好的医生是自己"就是这个意思。

47

越治越重，需排除"特殊类型糖尿病"

糖尿病，人们一点都不陌生，但是除了 1 型糖尿病和 2 型糖尿病外，还有一种叫"特殊类型糖尿病"的，知道这一点的人就不多了。"特殊类型糖尿病"中的一部分本质上是遗传病，它们共同的特点是存在单基因突变，可以通过基因检测技术进行确诊。许多特殊类型糖尿病患者因为不知道自己属于这个类型，仍然按 1 型或者 2 型糖尿病治疗，不仅血糖控制不好，甚至还越治越重。

特殊类型糖尿病主要有以下几种：

线粒体突变糖尿病 这是最常见的单基因突变糖尿病。表现为母系遗传、糖尿病和（或）神经性耳聋，且糖尿病和耳聋会逐渐加重，部分患者还伴有心脏、眼睛等器官损伤。由于该类患者有逐渐加重的胰岛 B 细胞功能损伤趋势，因此确诊后应该及早使用胰岛素治疗。另外，此类患者存在能量合成障碍，应避免使用二甲双胍等双胍类药物，同时不能剧烈运动。

青年发病的成年型糖尿病（MODY） MODY 是一组具有高度遗传性的糖尿病，共有 6 个类型，临床表现为：发病早，一般小于 25 岁；三代或三代以上有糖尿病家族史；最终表现为胰岛素分泌缺陷。不同的 MODY

亚型治疗方案各异。有相当一部分 MODY 2 型表现为孕期糖尿病，于妊娠期间表现出高血糖，通过对此类患者进行 MODY 2 型筛查，对疾病的治疗及疗效有积极指导意义。MODY 2 型的临床表现为轻度血糖升高，无须药物治疗，只需饮食控制即可达到良好效果。

Wolfram 综合征　Wolfram 综合征属于伴糖尿病的遗传综合征，临床表现为糖尿病、视神经萎缩、耳聋和尿崩症，四症可同时出现。给予胰岛素及醋酸去氨加压素等对症治疗，症状可以得到控制。

Rabson-Mendenhall 综合征　是一种罕见的遗传性胰岛素抵抗综合征，主要以严重的胰岛素抵抗为特征，伴有多毛、黑棘皮、牙发育异常、松果体增生、指甲肥厚、生殖器肥大、腹部膨隆等。

48

分阶段治疗儿童糖尿病

儿童糖尿病以 1 型居多。与成人糖尿病相比，儿童糖尿病在治疗过程中面临更多的困难，生活受到的影响更大。但是，只要在医生指导下进行规范治疗，合理控制血糖水平，儿童糖尿病患者出现并发症的可能性就会大大减小，学习、生活、工作、家庭等，一切均可正常进行，几乎与健康人无异。

阶段一：初发

患者特征　该阶段一般处于住院状态，患者血糖高，约 50% 有酮症酸中毒，存在糖毒性，胰岛细胞处在休克状态，外周组织对胰岛素不敏感。

治疗方案　每天 4 次皮下注射胰岛素强化治疗，或短期胰岛素泵强化治疗。强化治疗的好处是可以快速消除糖毒性，消除高糖对人体的损害，减轻残余胰岛细胞的负担，促进其修复。

注意事项　学习糖尿病基本知识，掌握胰岛素注射、血糖测定技术。

阶段二：缓解期（"蜜月期"）

患者特征　该阶段一般处于出院状态，患者血糖平稳，胰岛素用量低，血糖为一生中最容易控制的阶段。

治疗方案　每天 2~4 次皮下注射胰岛素，绝大多数患者均可获得满意控制。

注意事项　调整心理状态，必要时可以求助心理医生；培养较规律的生活习惯；参考医院的食谱，制订适合自己的个性化食谱；制订合理的运动方案，每天规律运动 30 分钟 ~1 小时；正常上学；规律测定血糖，每年到医院检查 3~4 次；参加糖尿病夏令营等活动，扩大知识面，结识新病友，增加互相交流学习的机会。

阶段三：慢性期

患者特征　该阶段一般胰岛功能基本破坏，患者胰岛素用量逐年增加，在青春发育期胰岛素用量达到最大水平。

治疗方案　每天 3~4 次皮下注射胰岛素，或胰岛素泵强化治疗。

注意事项　摸索出适合自己的饮食、运动、血糖测定等生活和作息习惯，制订适合自己的个性化食谱；注意并发症筛查，每年到医院检查 3~4 次，或短期住院调整用药方案；较深入地学习糖尿病自我管理知识，制订中长期学习目标，合理规划人生。一般情况下，经过努力，多数患者均可实现人生规划，贵在持之以恒。

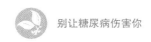

49

血糖起伏不定 9 大原因

常常有糖尿病患者抱怨，自己的血糖如同安了弹簧一般起伏不定；有些患者甚至形象地比喻，自己的血糖在"跳舞"。且不说低血糖和高血糖对身体有害，这样的剧烈波动本身也会对血管内皮造成损伤，很容易导致眼底出血和肾脏损害。

要搞明白血糖"起舞"的原因，得先从维持血糖平衡的机制说起。健康人的血糖一般是比较平稳的，波动很小，因为人体有很多细胞、神经和组织会对血糖浓度进行快速调节，如胰岛 B 细胞（分泌胰岛素，降低血糖）、胰岛 A 细胞（分泌胰高糖素，升高血糖）、交感神经和肾上腺髓质（分泌儿茶酚胺，升高血糖）、肾上腺皮质（分泌皮质激素，升高血糖）、垂体（分泌生长激素，升高血糖）等。此外，血糖还受到饮食（升高血糖）和运动（降低血糖）的影响。

简单地说，人体血糖就像一个同时开着进水管（升血糖）和出水管（降血糖）的水池，如果进水量和出水量相同，则水面平静，血糖平稳；如果进水量和出水量差异很大，水面就会波澜起伏，血糖也就开始"跳舞"了。

了解了血糖的平衡机制，就可以基本归纳出常见的血糖波动原因和应对措施。

原因 1：饮食控制不满意

有些患者不注意控制饮食量，不明白饮食计算和控制方法，导致餐后血糖飙升。

应对措施：详细了解控制饮食的方法，初步学会计算饮食和调整进餐，有效缓解因进餐导致的餐后血糖波动。

原因2：运动过度或时机不对

有些患者过度期盼通过运动来降低血糖，饮食量又不足，运动后容易出现低血糖。

应对措施：避免空腹运动，运动前后要加强血糖监测，运动时应随身携带糖果等能纠正低血糖的食物。

原因3：药物和饮食配合不当

促进胰岛素分泌的药物及短效胰岛素，若使用不恰当，会导致胰岛素高峰和食物所致的血糖高峰不匹配，从而引起血糖忽高忽低。

应对措施：请医生调整药物方案，遵医嘱正确服用药物、使用胰岛素，使体内胰岛素高峰与血糖高峰匹配。

原因4：饮酒

酒精能量高，其当量热值相当于碳水化合物（米饭等）的1.75倍。而且，酒精在体内经过肝脏代谢，需要先耗能，转化为乙醛、乙酸，然后再分解产生大量能量。这样的转化过程，首先会消耗体内部分葡萄糖，同时会刺激肝脏本身分解糖原提供葡萄糖，但后期产能阶段又无法消耗过多葡萄糖，从而导致血糖发生先低后高的波动。

应对措施：糖尿病患者应时刻记住，不管是白酒、红酒，还是啤酒、黄酒，都含有酒精，在体内都会有这样的转化过程。因此，能不喝酒就不

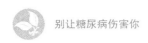

喝，这样才能有效避免酒精引起的血糖波动。

原因 5："苏木杰现象"

这种现象是指人体出现低血糖后，会动用很多升糖激素使血糖恢复正常。糖尿病患者体内的这种机制有时候会过度"反应"，甚至在没有发生明显低血糖时就开始启动，从而使血糖迅速抬升。

应对措施：平稳、安全降糖，使血糖"软着陆"，避免剧烈、过度、强效的降糖手段，如剧烈运动、降糖药物剂量过大等。

原因 6：低血糖矫枉过正

经历低血糖时，糖尿病患者常常通过直接服用葡萄糖或快速升糖食品来纠正低血糖。如果掌握不好进食量，很容易矫枉过正，导致血糖大幅波动。

应对措施：糖尿病患者应掌握低血糖处理的"双 15"原则：出现低血糖后，先进食 15 克碳水化合物（如 5 块饼干、2 片切片面包、1/4 个馒头、一大勺蜂蜜、两块方糖、半杯雪碧等）；安静休息 15 分钟后，测血糖。如果血糖依然没有达到安全范围，则继续上述"双 15"步骤，直至血糖恢复正常。

原因 7：焦虑、愤怒等不良情绪

如果经常处于焦虑、抑郁或愤怒等不良情绪，体内升糖激素分泌会增多，从而引起血糖蹿升。

应对措施：糖尿病患者应当经常提醒自己，尽量保持心情愉悦、舒畅。

原因 8：并发胃轻瘫

有的患者发生胃轻瘫这种特殊的糖尿病并发症，出现胃口不好、恶心、呕吐等症状，如果影响饮食和服药，就容易导致血糖大幅波动。

*应对措施：*请医生根据饮食情况调整药物剂量或治疗方案。

原因 9：合并其他疾病

如果合并甲状腺功能亢进症、皮质醇增多症、肢端肥大症、胰腺癌等疾病，会引起激素分泌紊乱，直接导致血糖大幅波动。

*应对措施：*进行相关检查，明确病因后进行相应治疗。

50

让血糖波动幅度小一点

正常人和糖尿病患者都有血糖波动，如：进餐后出现血糖波动性升高，在饥饿、活动后出现血糖波动性下降。但是，两者血糖波动的特点不同。一般情况下，正常人的血糖波动幅度较小，一般一天之内血糖波动在 2 毫摩 / 升左右，通常不超过 4 毫摩 / 升；而糖尿病患者的血糖波动幅度较大，有时可达 6 毫摩 / 升或 8 毫摩 / 升。

我国糖尿病患者血糖波动三大特点

目前，对血糖波动缺乏统一的评价标准，常用的评价指标有日内血糖

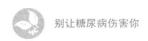

波动、日间血糖波动、进餐相关的血糖波动等。最客观、最能精确反映血糖波动状况的方法是动态血糖监测。

总的来说，我国糖尿病患者的血糖波动具有如下三个特点。

①整体血糖水平较高。

②在整体高血糖基础上，血糖波动幅度较大。

③三餐后血糖波动的表现不同，一般以早餐后血糖波动最为明显。这一方面与患者胰岛 B 细胞功能障碍和胰岛素抵抗的程度有关，另一方面与我国糖尿病患者体型偏瘦、饮食结构不合理、降糖药物使用不当、治疗依从性差、血糖控制不达标等多种因素有关。

波动性高血糖，危害大于持续高血糖

众所周知，控制血糖是改善糖尿病大血管及微血管并发症的重要措施。但是，许多患者往往只关注空腹血糖、餐后 2 小时血糖及糖化血红蛋白，却忽视了血糖波动的重要性。实际上，与持续性高血糖相比，波动性高血糖所带来的危害更大。有些患者的血糖已经控制得很好，糖化血红蛋白已达标，却仍然发生了糖尿病肾病、视网膜病变等慢性并发症，其原因就与血糖波动大有关。因此，对于糖尿病患者来说，除了注意空腹血糖、餐后血糖及糖化血红蛋白达标以外，也应该关注血糖波动的情况。

四种方法，改善血糖波动

减少血糖波动，将有利于控制糖尿病及其并发症的发生发展，并最终改善预后。下面介绍几种改善血糖波动的方法。

控制饮食并调整饮食结构　餐后血糖波动与进食数量及饮食结构密切相关。饮食应尽量做到定时定量，每餐饮食量不宜过多，避免餐后血糖波动。蔬菜等富含粗纤维的食物能量较低，且在肠道中被缓慢吸收，可避免餐后血糖快速升高，从而降低餐后血糖波动。

适当运动　糖尿病患者饭后进行适当的运动可促进糖代谢，从而减少餐后血糖波动。需要提醒的是，应避免空腹运动，可在运动前或运动量大时适当进食，以防低血糖发生。

自我血糖监测　糖尿病患者自我血糖监测是糖尿病治疗的重要方面之一，也是减少血糖波动的重要措施。良好的自我血糖监测不但可以让患者切实了解自身血糖波动情况，而且也能为医护人员及时调整治疗方案提供可靠依据，这对减少血糖波动，促进血糖全面达标是十分重要和必要的。

个体化药物治疗　个体化、合理的药物治疗可以减少血糖波动。在药物的选择上，始终要结合患者血糖监测情况，兼顾减少餐后血糖波动和低血糖的发生风险。

51

危险的低血糖

低血糖比高血糖危害更大

对于高血糖的危害，糖尿病患者知之较多，也非常重视，而对于低血糖的严重性往往重视不够。事实上，低血糖的危害丝毫不逊于高血糖，有时甚至更加凶险。轻度低血糖可引起交感神经兴奋，出现饥饿感、头昏眼花、心慌手颤、面色苍白、出冷汗、虚弱无力等症状；葡萄糖是脑组织活动的主要能源，严重低血糖会引起大脑功能障碍，导致意识恍惚、言行怪

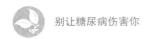

异、昏昏欲睡、抽搐惊厥甚至昏迷死亡。不仅如此，发生于老年人的低血糖还容易诱发心律失常、心绞痛、心肌梗死以及脑血管意外等并发症，尤应小心。急性低血糖还可引起脑水肿，长期慢性低血糖可导致智力下降，加速脑痴呆。

饥饿感 ≠ 低血糖

很多糖尿病患者认为，只要出现饥饿症状，就说明发生了低血糖。其实，有饥饿感并不一定发生了低血糖，也可能是高血糖。不少糖尿病患者都有这样的体会：血糖越是控制不好，饥饿感越是明显，一旦病情稳定了，饥饿感也就消失了。因此，当出现饥饿感时，一定要及时监测血糖，判定一下自己的血糖是高还是低，以避免盲目施治。

还有一种情况是"低血糖反应"，并不是真正的低血糖。这种情况多发生于糖尿病治疗过程中，由于患者血糖在短时间内下降过快或下降幅度过大引起的，尽管其血糖在正常范围内甚至稍高于正常值，患者仍出现心慌、出汗、手抖、饥饿等低血糖症状。

糖尿病患者低血糖标准——血糖低于 3.9 毫摩 / 升

对正常人来说，血糖低于 2.8 毫摩 / 升，则称之为低血糖。而糖尿病患者，只要血糖低于 3.9 毫摩 / 升，即是低血糖。如果低血糖的同时伴有意识障碍，则称为"严重低血糖"。

临床上，经常见到血糖水平很高的糖尿病患者经过降糖治疗后，血糖水平降至正常，但随后出现心慌、手抖、出冷汗等低血糖的症状。这种有低血糖症状但是血糖在 3.9 毫摩 / 升以上的情况，称作"低血糖反应"。

不同水平低血糖表现各异

血糖水平	生理反应或病理表现
低于 4.6 毫摩 / 升	体内的降糖激素——胰岛素分泌减少
降至 3.8 毫摩 / 升左右	体内的升糖激素如胰高糖素和肾上腺素分泌增多
降至 3.0 毫摩 / 升左右	出现心慌、饥饿感、手抖、出冷汗等自主神经症状
降至 3.0 毫摩 / 升以下	出现中枢神经症状，早期表现为中枢兴奋，如精神兴奋、胡言乱语甚至癫痫发作，后期表现为中枢受抑制，如恍惚、反应迟钝和无法完成复杂的任务
降至 2.0 毫摩 / 升以下	脑电图会发生异常变化
降至 1.5 毫摩 / 升以下	出现昏迷等严重的意识障碍

饮食、运动、药物变化均会导致低血糖

糖尿病患者的血糖受饮食、运动和药物的共同影响，其中任何一个因素发生变化均会导致血糖波动。因此，糖尿病患者在药物使用不当、进食较少、过量运动时均容易发生低血糖。此外，酒精会抑制肝脏糖的生成，抑制胰岛素和降糖药物的降解，所以，糖尿病患者在过量饮酒，尤其是空腹饮酒时，会大大增加低血糖的发生风险。

最常见的引起低血糖发作的药物是临床上使用最广泛的预混胰岛素，患者一次注射能够控制两餐的血糖，在方便患者降糖治疗的同时，也带来了低血糖的隐患。使用预混胰岛素治疗的糖尿病患者常表现为早、晚餐后血糖偏高，午餐后及夜间血糖偏低，这时，如果增加胰岛素剂量以控制早、晚餐后血糖，就很容易引起午餐后和夜间的低血糖。

6 类糖尿病患者容易发生低血糖

①病程长的患者；
②消瘦的患者；

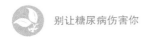

③有严重肝功能不良的患者；

④肾功能减退的患者；

⑤同时合并有腺垂体功能减退或者肾上腺皮质功能减退的患者；

⑥使用胰岛素及磺脲类药物的患者。

52

预防低血糖的 4 个关键

加强血糖监测

随着糖尿病病程延长、低血糖发生增多，不少糖尿病患者发生低血糖时没有典型的低血糖症状，因此，必须加强血糖监测，以便根据血糖监测结果及时调整药物剂量。一般来讲，糖尿病患者应每 1~2 周进行一次全天血糖的监测，包括三餐前后以及睡前的血糖，如果发生治疗方案的更改或者饮食、运动发生变化，则应随时检测血糖。尤其是血糖控制良好、糖化血红蛋白控制在 6.5% 以内的患者，更要加强监测，警惕未察觉的低血糖的发生。

合理使用降糖药

降糖药物特别是胰岛素和促进胰岛素分泌的药物是发生医源性低血糖的主要原因。因此，应尽量在糖尿病专科医生的指导下选择低血糖风险较小、安全性较高的降糖药物。使用预混胰岛素治疗的患者，一定要在医生指导下调整药物剂量，为了实现全天血糖的良好控制，往往还需要联合口服药物一起治疗。

养成良好的生活习惯

生活规律、饮食定时定量是预防低血糖的基础。在容易发生低血糖的时段，可进行分餐制（少量多次），匀出一部分主食量留作加餐。如果进餐量减少，则应相应地减少药物剂量。需要提醒的是，糖尿病患者必须减少饮酒，特别要避免空腹饮酒。出现低血糖症状时，进食糖块、果汁、蜂蜜、甜点等，也就是什么甜吃什么，这些食物都是单糖，吃进去后可很快被肠道吸收入血，故能迅速纠正低血糖症状。而馒头等淀粉类食品属于多糖，需要在体内经过逐级代谢分解变成单糖方可被人体吸收，故纠正低血糖的速度相对较慢。

运动要适量

糖尿病患者的运动治疗既要兼顾降糖又要防止低血糖。运动要规律，忌空腹运动，宜在餐后 1 小时运动，运动量不要太大，时间也不要过长。运动时应注意随身携带饼干、甜点等，以备低血糖发作时进行急救。

53

揭开"变脸"低血糖的"伪装"

几乎每一位糖尿病患者都有过低血糖的经历。遗憾的是，低血糖并非总以饥饿感、心慌、手抖、出虚汗、面色苍白、头晕、软弱无力等典型症状示人，有时也会"乔装打扮"，让人难以识破，有些患者因此而错过了最佳抢救时机。

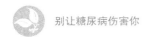

—— "伪装" 1：举止反常、语无伦次

张教授平时举止儒雅，讲课条理清晰、逻辑严谨。一天，张教授在给研究生上课时一反常态，说话颠三倒四、语无伦次，甚至还当众解开衣扣，扯下领带，全然没有了往日的学者风度。学生们意识到张教授有点失常，赶紧叫来校医。检查发现，张教授血糖只有 1.4 毫摩 / 升，校医立即为他推注葡萄糖。过了一会儿，张教授意识逐渐恢复正常。原来，他早晨在家打了胰岛素之后，因为着急赶着去上课，没来得及吃早饭。

—— "伪装" 2：肢体偏瘫、言语不清

王大妈曾因脑梗致右侧肢体活动不灵住院治疗，出院半个月后，家人发现她有些口齿不清，而且右半边身体又不能动了，马上送医院就诊。医生开始怀疑王大妈脑卒中，但做了脑 CT 检查并未发现新的病灶。随后，医生了解到她有糖尿病，而且最近因血糖不稳定而擅自增加了药物剂量，于是立即为她化验血糖，结果只有 1.5 毫摩 / 升。静滴葡萄糖 1 小时后，王大妈不能动的半边身体又能动了。原来，低血糖也会引起假 "偏瘫"。

—— "伪装" 3：意识不清、四肢抽搐

李先生年届不惑，近半年来经常于晨起后感觉心慌、出汗、头晕、乏力、饥饿等不适，继而出现四肢抽搐，伴口吐白沫、意识不清，症状持续半小时至 1 小时不等。他曾在当地医院就医，被诊断为 "原发性癫痫"，并进行抗癫痫药物治疗，但效果欠佳，仍时常发作。后来，经内分泌科医生会诊及进一步检查，李先生最终被确诊为 "胰岛素瘤"。癫痫样发作，是由于胰岛素瘤导致严重低血糖引起大脑功能失调所致。经手术治疗，李先生已痊愈。

"伪装"4：嗜睡昏迷、呼之不应

高大爷退休后不久就查出患有糖尿病。从那以后，他开始坚持每天晨练，早睡早起，雷打不动。一个周末的早晨，家人起床时都快八点了。若在平时，王大爷应该已经结束晨练买好早点到家了，那天却有些反常，房门紧闭，里面传出深一阵浅一阵的呼噜声，似乎睡得很沉。家人发现情况不大对头，推开门一看，王大爷躺在床上，脸上都是汗，衣服全湿透了，呼之不应。家人赶紧拨打120，将王大爷送到医院，化验发现低血糖，补充了葡萄糖后，王大爷才慢慢清醒过来。事后医生告诉他，多亏家人发现、抢救及时，要不然他很可能就这样永远地"睡"过去了。

54

对号入座，筛查糖尿病并发症

糖尿病肾病主要筛查项目：尿蛋白、血肌酐等

糖尿病肾病是导致慢性肾脏病的重要原因，比较典型的临床表现是泡沫尿，严重者可能出现水肿、贫血、高血压，甚至尿毒症。并不是有泡沫尿就一定有糖尿病肾病，没有泡沫尿也并不代表一定没有糖尿病肾病。

2型糖尿病患者每年均应做肾脏病变的筛查。最基本的检查是尿常规，检测有无尿蛋白。尿常规检查有助于发现明显的蛋白尿以及其他一些非糖尿病性肾病，但是会遗漏微量白蛋白尿，也就是早期糖尿病肾病。

所以，患者最好进行24小时尿微量白蛋白或尿白蛋白排泄率的定量检测。所有成年糖尿病患者，均应至少每年检测一次血肌酐，也就是通常

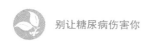

所说的肾功能。经过年龄、体重校正后，血肌酐可用来估算肾小球滤过率（eGFR），评价慢性肾脏病的分期。

糖尿病视网膜病变主要筛查项目：视力、眼压、眼底等

糖尿病视网膜病变早期表现为视物模糊，严重者会出现视力障碍，甚至失明。糖尿病视网膜病变分为非增殖性和增殖性，非增殖性糖尿病视网膜病变的患者可能无明显临床症状。从早期防治的角度来说，定期做眼底检查尤为重要。眼部指标有视力、眼压、眼底。检查眼底主要观察有无微血管瘤、视网膜内出血、硬性渗出、棉绒斑、视网膜内微血管异常、静脉串珠、新生血管、玻璃体积血、视网膜前出血、纤维增生等。一旦眼底出现了新生血管，就说明发生了增殖性糖尿病视网膜病变。

2 型糖尿病患者在确诊后应尽快进行首次眼底检查，如眼底镜、免散瞳眼底摄片，必要时进行眼底荧光造影。无糖尿病视网膜病变者宜每 1~2 年检查一次，轻度病变者宜每年检查 1 次，重度病变者宜每 3~6 个月检查 1 次。

糖尿病周围神经病变主要筛查项目：压力觉、振动觉、痛觉、温觉、踝反射等

糖尿病周围神经病变的典型表现为：双侧肢体远端对称性疼痛和感觉异常（麻木感、蚁走感、烧灼感、袜套感等），下肢症状较上肢多见。2 型糖尿病患者应每年进行一次常规糖尿病周围神经病变筛查，病程 5 年以上的 1 型糖尿病患者也应每年进行一次筛查。

以下检查可用于了解患者是否有周围神经病变造成的感觉缺失：用 10 克的尼龙丝检查压力觉，用 128 赫兹的音叉检查振动觉，用 40 克的大头针检查痛觉，用凉温觉检查器检查温觉及踝反射，必要时可进行神经肌电

图检查。有典型的临床表现合并一项筛查异常，或者有两项筛查异常，则可诊断为糖尿病周围神经病变。

糖尿病下肢动脉病变主要筛查项目：下肢动脉搏动、下肢血管超声等

糖尿病下肢动脉病变的典型症状包括：皮肤颜色呈暗红或发紫，出现间歇性跛行、静息痛、足背动脉搏动明显减弱或消失，严重者会出现足部溃疡或坏疽。2 型糖尿病患者应每年进行一次周围血管病变筛查。

检查下肢动脉病变，可通过触诊足背动脉和胫后动脉的搏动来进行。如果足背动脉、胫后动脉搏动明显减弱，需要检查腘动脉、股动脉搏动。也可采用多普勒超声检查踝动脉与肱动脉的比值（ABI ≤ 0.9 提示有明显缺血，ABI > 1.3 提示有动脉钙化），必要时可进行下肢血管超声、造影或 CT、磁共振等检查。

冠心病主要筛查项目：风险评估、心电图、冠脉 CT 及造影等

2 型糖尿病是冠心病的独立危险因素，典型的冠心病表现为活动后胸闷、气急，但糖尿病合并冠脉粥样硬化引起的心肌缺血常无症状，甚至发生无痛性心肌梗死。

糖尿病患者至少应每年评估一次心血管病变的风险。评估内容包括：年龄、有无心血管危险因素（吸烟、血脂紊乱、高血压和家族史、肥胖特别是腹型肥胖）、肾脏损害（尿白蛋白排泄率增高等）、心房颤动（可导致卒中）。静息时的心电图对 2 型糖尿病患者心血管疾病的筛查价值有限，大血管疾病风险较高的患者可酌情进一步进行冠脉 CT、冠脉造影检查来评估心血管病变情况。

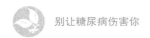

55

糖尿病第六大并发症：牙周病

人们熟知的糖尿病五大并发症是：糖尿病足、糖尿病性心脑血管病、糖尿病性肾病、糖尿病性眼病、糖尿病性神经病变。很多人可能还不知道，糖尿病还有第六大并发症——牙周病。

牙周病：被忽略的糖尿病并发症

牙周病被称为"被忽略的糖尿病并发症"，因为大多数糖尿病的治疗计划、教育项目及并发症监控措施中都没有牙周病的内容。很多人认为牙周病的最大危害就是掉几颗牙，与致残、致死的五大糖尿病并发症比起来算不上什么。

事实上，糖尿病患者并发牙周炎绝不仅仅是掉几颗牙那么简单。越来越多的证据表明，一方面糖尿病会增加牙周病的发病，另一方面牙周病会影响糖尿病患者的血糖控制。也就是说，糖尿病和牙周病存在相互作用。此外，牙周病还会增加糖尿病患者并发冠心病、肾病的风险。由此可见，我们对牙周病这个糖尿病第六大并发症可不能等闲视之。

牙周病，让糖尿病患者雪上加霜

有人要问："牙齿离胰腺、心脏、肾脏很远，它是怎样影响这些重要脏器的呢？"

大家知道，牙周病是牙齿周围组织（包括牙龈和牙槽骨）的炎症性病变，这种牙周炎症一般并不引起患者疼痛，所以很多患者没有意识到它的严重性。已有研究显示，一个重度牙周炎的溃疡面积相当于一个人的巴掌那么大。我们可以想象，这么大的溃疡面积，会有多少细菌生活在上面，每天要产生多少有害物质！正是这些有害物质（包括细菌、细菌产生的毒素和人体产生的各种细胞因子等）通过溃疡进入到人体血液中，流向人体各个脏器，改变着这些脏器的微生态环境，使本来就有血管病变的胰腺、心脏、肾脏等重要脏器雪上加霜。

由此，我们不难理解，为什么牙周病会影响糖尿病患者的血糖控制，会增加糖尿病患者并发冠心病、肾病的风险。

56

血糖控制好，为何还得并发症

严格控制血糖，可显著减少但不能完全避免糖尿病并发症

研究证实，严格控制血糖可以使糖尿病微血管并发症（即肾、视网膜及神经系统的并发症）大约减少 2/3，对大血管并发症（即心脑血管并发症）也有一定程度的降低。但"减少"并不等于"没有"，作为患者，切不可因为不能百分之百地防止并发症的发生，就放松对血糖的严格控制，毕竟严格控制血糖对预防并发症的效果还是相当肯定的。

单纯控制血糖，忽视对其他心血管病危险因素的干预

糖尿病的血管并发症是多重危险因素（高血压、高血糖、血脂异常、

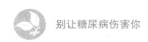

吸烟、肥胖等）共同作用的结果，高血糖是重要因素，但不是唯一因素。因此，预防糖尿病慢性并发症，仅仅控制血糖是远远不够的，还要控制血压、血脂、血黏度及体重。

餐后血糖控制欠佳

与空腹高血糖相比，餐后高血糖对全天的总体血糖水平影响更大，与糖尿病大血管并发症关系更为密切，对糖尿病的危害也更大。所以，糖尿病患者在进行病情监测时，不能只查空腹血糖，还要查餐后血糖及糖化血红蛋白。如果空腹血糖正常，但糖化血红蛋白升高，说明患者总体血糖水平控制得并不理想，很可能存在餐后高血糖，需要重新调整治疗方案。

血糖波动较大，频发低血糖

糖尿病慢性并发症的发生与发展，不仅与血糖整体水平升高有关，而且与血糖波动性（即忽高忽低）也有密切关系。血糖波动性越大，慢性并发症的发生率越高，尤其因血糖波动幅度过大而引发的低血糖，其危害程度比单纯高血糖更是有过之而无不及。因此，在严格控制高血糖的同时，还应尽可能地避免出现低血糖，以减少血糖波动所带来的危害。

心血管并发症可发生于糖尿病前期

研究认为，大血管并发症早在糖尿病前期，伴随着胰岛素抵抗的出现可能就已经发生，并非都是确诊糖尿病之后才出现。这就是为什么有些刚被确诊的糖尿病患者就已经有了心血管并发症。因此，目前强调，糖尿病前期的高危人群应积极采取干预措施，这样做不仅是为了减少糖尿病的发生，同时对预防心血管并发症也大有裨益。

代谢记忆效应

"代谢记忆效应"是指身体可以将血糖的高低变化记忆下来，并做出相应的持久反应。换句话说，就是在病程早期对血糖实施严格控制，能够使患者长久获益；相反，如果初发病时高血糖没有控制好，若干年后才引起重视，效果会大打折扣，这种情况在我国糖尿病患者中很常见。试想，患者如果已经出现了严重的眼底病、肾病、心血管疾病，此时即使控制好血糖，并发症也难以逆转。因此，糖尿病治疗一定要趁早，留下好的"血糖记忆"，这样才能很好地防治并发症。

遗传易感性

临床上经常会看到这样的现象，在同样长的病程和同样高的血糖条件下，有的患者发生了眼底病、肾病，有的则没有。这说明糖尿病并发症的发生发展与遗传背景有关，不同个体具有不同的遗传易感性。

血糖正常并不意味着患者一定不会发生糖尿病并发症。要想更好地防治糖尿病并发症，一定要早发现，早治疗。在治疗中，一定要注意平稳降糖，减少血糖波动，同时，还要注意对多种危险因素进行全面控制。

57

糖尿病并发症之最

认识糖尿病的诸多急慢性并发症，了解它们的特点，有针对性地加以预防和控制，是与糖尿病作战的重要环节。

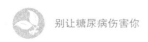

两大急性并发症

糖尿病急性并发症是最紧急、最容易威胁患者生命的严重并发症，包括酮症酸中毒和高血糖高渗综合征。

最常见——酮症酸中毒　表现为出现严重的口干、多饮、多尿等症状以及疲乏、精神异常，如没有得到及时的诊断和有效的治疗，病情会迅速恶化，出现恶心、呕吐、嗜睡、呼吸深快等症状，严重者出现血压下降、意识障碍、昏迷甚至死亡。

大多数 2 型糖尿病患者发生酮症酸中毒是由于平时不注意血糖的控制，在感染、创伤、手术、随意停用胰岛素等糖尿病的治疗药物以及妊娠、分娩等应激状况下出现，少数患者以糖尿病酮症酸中毒作为糖尿病的首发症状。

最致命——高血糖高渗综合征　表现为反应迟钝、烦躁或淡漠、嗜睡，逐渐陷入昏迷，甚至死亡。

多见于渴觉反应迟钝的老年患者，除与酮症酸中毒相似的诱因以外，水摄入不足或大量丢失是高渗综合征发生的重要原因。患者血液呈高渗状态，体内细胞处于脱水状态，神经精神症状更为突出。由于体内严重的代谢紊乱，病情复杂，再加上老年人多合并有其他疾患，高渗综合征的死亡率非常高。

三大慢性并发症

糖尿病慢性并发症通常因起病隐匿、早期没有症状而被患者忽视，可分为大血管病变、微血管病变和神经病变。

最常见——大血管病变　主要累及冠状动脉、脑动脉和肢体外周动脉，引起冠心病、缺血性或出血性脑血管意外（卒中）和肢体外周血管病。

与非糖尿病人群相比，糖尿病人群中这些疾病的患病率高，发病年龄较低，病情容易快速进展：冠心病是糖尿病患者死亡的主要原因，卒中常导致患者肢体瘫痪，外周血管病变所导致的足部溃疡和坏疽是糖尿病患者截肢的主要原因。由于这些疾病的易患因素（如肥胖、高血压、血脂紊乱）在糖尿病人群中的发生率明显增高，所以有些患者在诊断糖尿病时往往已存在大血管病变。

最容易被忽视——微血管并发症　主要累及肾脏血管和眼底视网膜血管，导致糖尿病肾病和视网膜病变。

糖尿病肾病的危险性仅次于心、脑等大血管病变，早期患者可以出现微量蛋白尿，随着疾病的进展出现大量蛋白尿、浮肿，最终进展为尿毒症而需要透析治疗。视网膜病变是糖尿病患者失明的主要原因，早期可表现为视物模糊、眼前异物感，如出血累及黄斑或发生视网膜剥离可造成视力的丧失。糖尿病肾病和视网膜病变早期常无任何不适症状，如不进行常规筛查往往很难及时发现。

最难治——神经病变　分周围神经病变和自主神经病变。糖尿病周围神经病变可以表现为肢体麻木或感觉异常、四肢发冷、自发性疼痛等，常呈对称分布，以下肢更明显，且在夜间加重，使患者感觉异常痛苦。自主神经病变可以表现为出汗异常、膀胱残余尿增加或尿潴留、胃轻瘫、腹泻和便秘交替、直立性低血压等症状。对于糖尿病神经病变，目前缺乏有效的治疗手段。

58

留意蛛丝马迹，早发现神经病变

糖尿病神经病变是糖尿病最常见、表现最多样、治疗最棘手的慢性并发症，可影响全身多个系统，如四肢周围神经、消化统、心血管系统、泌

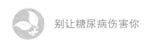

尿生殖系统和皮肤汗腺等，主要包括 3 种类型：多发性神经病变（周围神经）、单一神经病变（脑神经）和自主神经病变（内脏自主神经）。其中，最常见的是多发对称性周围神经病变。

周围神经病变：从肢端向躯干、从下向上

糖尿病神经病变的症状出现没有特定的顺序，但周围神经病变往往遵循从肢端（足趾、手指）向躯干、从下向上发展的规律。如：大多数患者先感觉到足趾或足底的感觉异常（麻木、针刺感、虫爬感、烧灼发烫感或感觉减退等），呈手套袜子样分布，有时有足趾的痛觉过敏，随后麻木、疼痛的感觉逐渐发展到足底、足背、足踝，然后向上扩展到小腿、大腿甚至臀后。

自主神经病变：复杂多样、杂乱无章

相比之下，自主神经病变的症状则毫无章法、复杂多样，有的人先出现排汗异常（无汗、多汗或汗少）；有的人突出表现为经常恶心、呕吐（胃轻瘫）、腹胀、腹泻，更多的是便秘等消化道自主神经病变；有的又以勃起功能障碍（阳痿）、性欲减退、月经减少等生殖系统异常为主要表现；还有人只表现为持续性心跳快（≥ 90 次 / 分）、直立性低血压（站起时头晕，血压降低＞30 毫米汞柱）等心血管自主神经病变，或排尿无力、尿滴沥不尽、尿失禁或尿潴留等泌尿系统障碍。另外，有少数患者表现为上睑下垂、眼球斜视等单一脑神经受损的症状。

早期发现神经病变的蛛丝马迹

因糖尿病神经病变表现复杂，且症状出现晚，往往在典型症状出现之前已有神经传导速度减慢等电生理异常，加之由神经病变引起的保护性感

觉丧失、疼痛异常易引起足病，各种内脏自主神经病变又对患者的生活造成很大的困扰和痛苦，因此抓住一些蛛丝马迹，早期进行神经病变筛查、早期诊断十分重要。

①毫无原因的足趾麻木，感觉变迟钝，像穿了一层袜子一样；

②足部皮肤有针扎、虫咬样疼痛；

③老是觉得小腿或脚的皮肤有虫子在爬动；

④足部皮肤干燥，不出汗，冬天易干裂；

⑤足底有老茧，或足趾上有鸡眼；

⑥手脚或身上皮肤无缘无故地发烫，像触电或火烧一样；

⑦下肢皮肤有刀割样痛，或说不清楚的隐痛感；

⑧手指、足趾对痛觉特别敏感，稍微碰到就会痛；

⑨不明原因的心慌、心悸，自觉心跳加快；

⑩无缘无故的全身多汗、半身多汗或无汗（即使运动后）；

⑪不明原因的头晕，站起时眼前发黑，血压变化大；

⑫不明原因的腹胀、便秘，且高纤维饮食调理后仍不改善；

⑬不明原因的腹泻，排尿时大便漏出；

⑭不明原因的恶心，稍进食即易呕吐；

⑮性欲减退，勃起时间缩短或不能勃起。

⑯女性月经规律改变，性欲减退；

⑰莫名其妙的听力下降；

⑱不明原因的眼皮抬不起来；

⑲不明原因的肌肉萎缩、下肢无力；

⑳不明原因的眼球斜视或眼球运动障碍；

㉑下腹胀，尿量减少，或排尿困难；

㉒尿滴沥不尽或尿失禁。

出现上述神经病变蛛丝马迹的患者，应尽快到医院进行肌电图神经传导速度、振动感觉阈值测定、周围深浅感觉评价、心率变异性、胃镜、尿

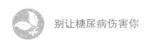

流动力学等检查，及早明确诊断，及时规范治疗。

由于糖尿病神经病变不像其他并发症那样可以逆转，目前的治疗措施只能延缓其进展过程，因此糖尿病患者应每年进行一次慢性并发症筛查，及时发现神经病变并进行相应治疗，以延缓病变进展，预防糖尿病足溃疡、心血管事件等更严重并发症的发生。

59

10 项措施，保护周围神经

控制好血糖

1 型糖尿病患者，严格控制血糖可以减少神经病变的发生，或延缓神经病变的进展。而 2 型糖尿病患者，单纯控制血糖并不能完全阻止神经病变的发生。

调节好血脂

有血脂异常者，可服用他汀类等调脂药，将 LDL-C（低密度脂蛋白胆固醇）控制在 2.6 毫摩 / 升以下。

控制好血压

血压升高与神经病变相关，高血压患者应服用降压药，将血压控制在 140/80 毫米汞柱以下。

规律地锻炼

每天坚持运动，如散步、慢跑、骑车、游泳、跳舞等。运动时间要适中：30~45 分钟即可，不要超过 1 小时。运动量要适当：特别是老年患者，要量力而行，适可而止。

戒烟

吸烟是多种糖尿病慢性并发症的大敌，对神经病变也是如此，糖尿病患者必须戒烟。

做好防护，加强足部护理

糖尿病患者需要做好皮肤，尤其是足部皮肤的护理。

补充维生素

B 族维生素作为辅酶，对神经组织有营养作用。糖尿病患者可以适当服用复合维生素 B、呋喃硫胺（新维生素 B_1）、甲钴胺（维生素 B_{12}）等。

用些抗氧化剂

α 硫辛酸有确切地改善糖尿病周围神经病变的作用，发生神经病变的糖尿病患者可以口服，症状明显者需要静脉滴注。

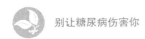

━━━━━ 改善微循环

有下肢血管斑块的糖尿病患者，可用阿司匹林、西洛他唑、前列腺素制剂等药物，增加神经血液供应，防止因微循环缺血引起神经损害。

━━━━━ 必要时止痛

疼痛对人的生活质量影响很大，止痛是治疗的重要一环。可以服用一些改善疼痛感觉的药物，如阿米替林、普瑞巴林、加巴喷丁、曲马多等。

60

糖尿病患者，速去查查肾

糖尿病肾病是一种由糖尿病引起的继发性肾脏病，是糖尿病患者最主要的微血管病变之一。其发病机制可能与糖代谢异常，肾脏高灌注、高压力和高滤过，氧化应激，以及遗传等多因素有关。在西方国家，糖尿病肾病已成为终末期肾衰的首要病因。在我国，糖尿病肾病的发生率也呈逐年上升趋势。

糖尿病肾病早期症状隐匿，仅在运动、应激等情况下，出现一过性微量白蛋白尿。若未给予及时治疗，病情可逐步进展，出现持续性临床蛋白尿，主要表现为尿泡沫明显增多、下肢或踝间水肿、高血压。到了晚期，可伴有贫血、皮肤瘙痒、小腿痉挛、恶心呕吐等肾功能受损的症状。另外，患者也常合并心、脑、足、视网膜、外周神经等糖尿病相关并发症。由于糖尿病肾病患者体内存在极其复杂的代谢紊乱，一旦发展至终末期肾衰，治疗起来往往比其他肾病导致的肾衰更为棘手。

早发现，筛查"糖肾"高危人群

治疗糖尿病肾病的关键在于早期诊断。若患者有较长的糖尿病病程（1型糖尿病病程超过 10 年，2 型糖尿病病程超过 5 年）且出现微量白蛋白尿，或同时合并糖尿病视网膜病变者，应考虑糖尿病肾病可能，肾穿刺活检可确诊。为早期发现和诊断糖尿病肾病，1 型糖尿病患者在诊断 5 年后、2 型糖尿病患者一经诊断，就要每年接受肾病筛查。筛查内容包括：随机尿的尿白蛋白 / 肌酐比值（ACR），测量血肌酐值评估肾小球滤过率（eGFR），检测血压和体重，进行眼底检查明确有无糖尿病视网膜病变等。存在血糖控制不佳、胰岛素抵抗、持续高血压、蛋白质摄入过多、血脂异常、肥胖、遗传、吸烟等高危因素的糖尿病患者，更应警惕是否存在肾脏病变。

综合治疗，有效控制"糖肾"

目前，糖尿病肾病主要通过控制可能导致病情进展的危险因素进行综合干预，减少蛋白尿，延缓肾功能进展。具体措施包括：改善生活方式（适当运动、限盐、戒除烟酒等）；强化血糖控制（糖化血红蛋白目标值应 < 7%）；若无禁忌证，可服用血管紧张素转换酶抑制剂 / 血管紧张素 Ⅱ 受体拮抗剂（ACEI/ARB）类药物控制血压、降尿蛋白；应用他汀类药物调节脂代谢紊乱；限制饮食中蛋白质的摄入；防治糖尿病肾病急性加重的诱因，如感染、梗阻、肾毒性药物、水电解质酸碱平衡紊乱、有效血容量不足等。若病情进展至肾小球滤过率（eGFR）< 10~15 毫升 / 分钟，并有明显尿毒症临床表现，经药物治疗不能缓解时，应及时进行透析治疗。需要提醒的是，目前尚无治疗糖尿病肾病的特效药物，患者切莫相信所谓的"特效药"。

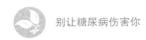

血糖控制不良，尿路感染频袭

糖尿病会引发各种各样的并发症，尿路感染就是其中最常见却往往被轻视的一种。糖尿病与感染相互影响，糖尿病患者容易并发感染，而感染又可加重糖尿病。

糖尿病为何易致尿路感染

①糖尿病患者易继发神经源性膀胱（控制排尿功能的中枢神经系统或周围神经受到损害而引起的膀胱尿道功能障碍）、尿潴留，使细菌容易在膀胱内繁殖，特别是使用导尿管后更易发生逆行尿路感染。

②糖尿病患者血糖控制不良时，尿中含有较多的葡萄糖，某些细菌在含糖量较高的尿液中容易繁殖。

③血糖控制差的糖尿病患者往往同时存在细胞吞噬、细胞内杀菌、细胞免疫等多种防御功能的缺陷，从而容易发生尿路感染。

糖尿病患者尿路感染 3 大特点

反复发病、迁延不愈　血糖控制不佳的糖尿病患者，尿液中有大量葡萄糖，细菌很容易在尿路生长、繁殖，如果同时伴有尿潴留，细菌更易生长，这就是为什么不少糖尿病患者在一年内会发病十几次甚至几十次。反复发作的另一大原因在于，有的患者怕麻烦，不愿意接受尿液细菌培养及细菌药物敏感测试，或就医前已自行服用抗生素导致尿培养不易检测到细

菌，由此，医生不能及时根据化验结果选择最恰当的抗生素，患者病情迁延难愈。

症状繁多　说起尿路感染，许多曾患过此病的人可能都经历过以下症状：尿频、尿急、尿痛，甚至有血尿，或伴有腰痛、发热等。但糖尿病并发尿路感染的尿路刺激症状有时并不典型，有些患者甚至毫无症状，在尿常规检查时才被发现。部分老年女性患者还会出现尿道口干涩、排尿不尽、排尿后小腹酸胀甚至小便失禁等诸多症状。

伴随心理障碍　由于尿路感染容易复发、迁延难愈，或多或少会给患者带来一定程度的心理障碍。有些患者不愿外出、害怕社交、情绪低落，甚至出现失眠，严重影响生活质量。

糖尿病患者尿路感染怎么治

控制血糖是治疗尿路感染的基础　糖尿病患者发生尿路感染后，首先应去内分泌科就诊，检测血糖，若血糖控制不良，需在医生指导下调整降糖药物。然后，医生会根据尿常规检查、清洁中段尿培养、菌落计数和药敏试验，选择敏感的抗菌药，患者应足量足疗程使用，这样才能达到彻底治愈的目的。发生急性肾盂肾炎的患者需卧床休息，保证睡眠，待病情稳定后可适度活动，但不能参加剧烈的体育锻炼和重体力劳动。此外，需要特别强调以下几点。

要有打"持久战"的准备，不能见好就收　有些患者只要症状稍有缓解便停止治疗，其实此时细菌并没有被彻底消灭，应适当延长服药时间。一般治疗尿路感染的时间为 2 周左右，等到尿常规化验连续两三次完全正常，才可停止治疗。

遵医嘱用药　糖尿病患者原本抵抗力就弱，每一次感染都会导致机体抵抗力进一步减弱，形成恶性循环。因此，用药应遵循医嘱，必要时可加用一些调节免疫的中成药，积极预防复发。

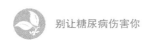

日常生活中，应适当多喝水以冲洗尿路，及时排尿，不要憋尿，注意外阴局部卫生，不给细菌的入侵、寄生和繁殖提供可乘之机。

── 预防尿路感染 5 项注意

积极治疗糖尿病、控制血糖　这是预防各种糖尿病并发症的根本。如果尿糖为阴性或微量，尿路环境就不利于细菌生长。

合理调整饮食　饭菜宜清淡，严格控制食盐量。注意补充水分，即使不口渴也应多喝水，以凉白开水最适宜。

坚持适度的有氧运动　既可降低血糖，又能提高抵抗力。应避免长时间骑车，以防压迫尿道，引起局部充血及感染。

养成良好的卫生习惯　特别是女性患者，感染机会多于男性，更要讲卫生。每晚睡前要用流动的水清洗外阴，保持外阴清爽洁净；勤换内裤，首选吸湿透气的纯棉材质，忌穿化纤紧身裤；夏季洗澡要淋浴，不要盆浴。

患有脚癣、体癣或感染性皮肤病者应及时治疗　及时治疗以防诱发尿路感染。

62

别走上尿毒症不归路

糖尿病肾病起病隐匿，患者大多没有自觉症状，部分患者因蛋白尿会出现尿液中泡沫较多的现象。当出现浮肿、贫血、恶心、呕吐等症状时，多半说明患者已到肾病晚期，错过了治疗的最好时机，只能眼睁睁地看着肾脏走上"尿毒症"这条不归路。所以，糖尿病患者应主动采取措施，保护肾脏。

定期检查尿微量蛋白

目前认为，微量蛋白尿是糖尿病累及肾脏的最早期和最重要的临床证据，而且微量蛋白尿期是糖尿病肾病唯一能逆转的阶段。故糖尿病患者应该将尿微量蛋白测定作为长期常规检查项目，每隔6~12个月检测一次，以便早期发现肾损害的蛛丝马迹。此外，还要定期眼底检查，因为糖尿病性视网膜病变与糖尿病肾脏经常相伴存在，一旦发现视网膜病变就要高度关注肾脏受损情况。发现微量蛋白尿后一定要积极治疗，以防肾病进一步恶化。

优质蛋白质饮食

蛋白尿的出现及其严重程度，不仅代表肾脏病情轻重，而且其本身对肾脏也有毒性作用，可进一步加重肾脏损害。因此，选用优质蛋白质饮食是防治糖尿病肾病必不可少的措施，可多选用鱼、蛋、禽、瘦肉等优质动物蛋白丰富的食物。如已有肾功能障碍，应控制蛋白质摄入量，一般每日不超过30~40克。此外，糖尿病肾病者应用低盐饮食，以减轻浮肿和高血压。

精心选药，让血糖和血压达标

高血糖和高血压是损害肾脏的两大罪魁祸首，因此降糖和降压是糖尿病肾病治疗的两大基石。防治糖尿病肾病的前提是要长期严格控制血糖，使糖化血红蛋白达到6.5%以下。没有蛋白尿的患者，目前常用的口服降

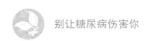

糖药物均可选用，但已发生肾功能衰竭的患者应选用胰岛素或对肾脏没有影响的口服药物（如格列奈类）。糖尿病肾病患者应将血压控制在 125/75 毫米汞柱以下，选用降压药物时，要首选对肾脏有益处的药物血管紧张素转换酶抑制剂（如"普利"类药物）和血管紧张素 II 受体阻断剂（如"沙坦"类药物）。糖尿病还可伴有血脂紊乱，调脂治疗对保护肾脏也起着举足轻重的作用。此外，中医中药在糖尿病肾病治疗中也具有非常重要的作用。

防治尿路感染

糖尿病患者对感染的抵抗力减退，易合并肾盂肾炎，加重肾脏损害。糖尿病合并肾盂肾炎时，临床表现可不典型，仅有轻度排尿不适感和腰痛，应进行尿细菌培养，并及时进行抗感染治疗。

63

排尿困难，原因不一定在前列腺

"糖尿病神经源性膀胱病"是糖尿病的慢性并发症之一，临床并不少见，在病史较长的糖尿病患者中，本病的发生率可达到 40% 以上，只不过是症状轻重不同而已。

祸根：长期高血糖，损害主管排尿的神经

我们知道，排尿是在自主神经（也叫"植物神经"）的支配下，通过膀胱逼尿肌和尿道括约肌的协调运动来完成的。正常情况下，当膀胱被

尿液充满时，神经感受器就会将信号经传入纤维送达神经中枢（脊髓和大脑），神经中枢再通过传出纤维发出排尿信号，于是，膀胱逼尿肌收缩，同时尿道括约肌松弛，排尿得以顺利完成；而在其他时间里，膀胱逼尿肌松弛，尿道括约肌收缩，因而不会发生尿失禁。长期高血糖可以损害支配膀胱和尿道的自主神经，导致自主神经功能紊乱，膀胱逼尿肌或尿道括约肌发生功能障碍，或两者功能不协调，从而引起排尿功能障碍。

诊断糖尿病神经源性膀胱病，首先要排除影响尿道、膀胱功能的疾病，如尿路结石、男性前列腺增生及前列腺癌、女性妇科肿瘤等；另外，还应排除中枢性疾病，如脑、脊髓病变等，并注意有无使用影响自主神经功能的药物。在排除上述疾病的情况下，结合患者有糖尿病史及排尿困难、尿潴留、尿失禁等临床症状，B 超显示残余尿量异常增多（正常不超过 50 毫升），即可诊断"糖尿病神经源性膀胱病"。

症状：尿潴留或尿失禁

临床上，糖尿病神经源性膀胱病主要有两种类型。

尿潴留 这种情况最常见，主要因膀胱逼尿肌收缩无力引起，患者表现为尿等待、尿流慢而无力，小便次数较频但每次尿量不多，严重者可出现排尿困难及尿潴留，膀胱残余尿量可达数百毫升（正常为 50 毫升以下），症状酷似前列腺增生。

尿失禁 由尿道括约肌失控引起，患者表现为尿频、小便淋漓不尽，往往憋不住尿，膀胱有点尿就会不自主地流出来，很像前列腺增生早期或老年性尿失禁。

治疗：控血糖基础上综合治理

积极治疗糖尿病 积极治疗，使血糖控制在接近正常水平。胰岛素治

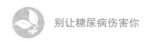

疗对恢复自主排尿和减少残余尿效果较好。

膀胱功能训练　训练逼尿肌功能，养成按时饮水及排尿的习惯，无论有无尿意，每隔 2~3 小时排尿一次。

应用营养神经及改善微循环的药物　如甲基维生素 B_{12}、前列腺素 E 等，以促进神经功能恢复。

如果膀胱残余尿超过 100 毫升，可在医生指导下使用胆碱能制剂、抗胆碱酯酶药等促进肌肉收缩的药物　这类药虽能兴奋平滑肌，但不良反应较多，应当慎用，有心绞痛、支气管哮喘及尿路梗阻者忌用。

合并尿路感染者应积极进行抗感染治疗，严重尿潴留及感染者可持续留置导尿管导尿，并每日进行膀胱冲洗。

如上述治疗无效，有严重尿潴留者可考虑手术治疗，行膀胱造瘘术或膀胱颈切开术，以防长期尿路梗阻导致肾功能不全、尿毒症。

64

糖尿病患者需定期查眼底

糖尿病是一种影响全身血管系统的疾病，已成为一个非常重要的致盲原因。临床研究表明，糖尿病患者只要重视早期眼底检查，糖尿病性视网膜病变是可以预防和控制的。糖尿病一旦诊断明确，患者就必须进行眼底检查并做好记录，为以后的随访提供对照。眼底无异常或有轻微病变的患者，最好每年检查一次眼底；已有中重度眼底病变的患者，建议 3~6 个月检查一次。主要的眼底检查有下面几种。

眼底镜检查

过高的血糖会使视网膜毛细血管失去正常的结构和功能，发生血管壁膨出，形成微动脉瘤，血管内的液体从不健全的管壁渗漏到视网膜，引起视网膜水肿、黄斑水肿、视网膜出血。医生通过直接眼底镜可以观察到这些病变，并通过眼底摄像技术将病变记录下来。

眼底荧光血管造影（FFA）

眼底荧光血管造影是将能产生荧光效应的染料快速注入血管，同时应用加有滤色片的眼底照相机进行观察和照相的一种检查方法。这种检查可以检查到许多单用眼底镜发现不了的细微情况。当病变已相当严重需要做激光治疗时，眼底荧光血管造影可以确定激光治疗部位。

眼B超

有些糖尿病患者就诊时，眼睛已接近失明，因为白内障或玻璃体积血使视网膜已无法被看到。这时就需要用B超来明确玻璃体和视网膜的状况，同时也可大致推测手术复明的可能性。

光学相干断层扫描（OCT）

这种检查非接触性、无损害性、高分辨率，能对视网膜进行横截面扫描，对糖尿病性黄斑水肿的检查具有独特意义。它可以观察黄斑水肿的范围、类型及严重程度，指导治疗，还可以分析治疗后的效果。

眼底血管是全身唯一用肉眼能看到的血管，其病变情况不仅能直接反映视网膜受损情况，还能反映疾病对全身微血管的损害程度，进而判断出

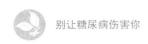

其他脏器的受损状况。视力好不等于没有糖尿病性视网膜病变，早检查、早诊断、早治疗，可以在很大程度上保护糖尿病患者的视力，减少严重并发症的发生和发展。

温馨提示

在治疗糖尿病眼底病变的同时，还应做到三控制，即积极控制血糖、血压和血脂。高血糖、高血压和高血脂像三座大山一样压在血管上，使血管狭窄、阻塞，导致其供应区域缺血、缺氧，产生一系列病变。只有推倒这三座大山，解放血管，才能从根本上改善局部血液供应，为组织细胞提供足够营养，使机体拥有正常的功能。

65

5 类患者更易患"老烂脚"

糖尿病足，民间俗称"老烂脚"，最严重后果是截肢。但值得庆幸的是，只要我们重视对糖尿病足的筛查、预防，50% 以上的截肢是可以预防的。一般地说，下列 5 类糖尿病患者更加容易发生糖尿病足，一定要在日常生活中加以防范。

并发糖尿病周围神经病变，尤其是发生了下肢神经病变导致下肢感觉减退甚至消失的患者

此类糖尿病患者早期可能仅表现为下肢麻木、感觉异常，比较常见的

感觉异常是下肢或足部穿袜套样感觉。后期，糖尿病周围神经病变严重时，就会导致感觉减退以至消失，在日常生活中如果不小心（如洗脚水温度过高等）很容易发生各种足部损伤，从而诱发糖尿病足的发生。

防范要点：①注意自己平时是否有下肢麻木、针刺样感觉、疼痛等，同时可以用相应的器械，对足的压力觉、振动觉、定位觉、触觉、痛觉以及跟腱反射等进行检查，以判断有无神经病变的存在。②在日常生活中要注意避免足的损伤。如：冬天脚部取暖时应该避免使用热水袋、热水壶等，以免烫伤；洗脚水温度不要超过37℃。

并发糖尿病周围血管病变，特别是糖尿病下肢血管病变导致下肢动脉狭窄甚至闭塞的患者

并发了糖尿病周围血管病变的患者，早期可能没有明显的临床症状，如果出现了足部皮肤怕冷、发凉，行走后出现下肢发酸、肿胀感甚至疼痛时，往往提示下肢血管已经狭窄到比较严重的程度了。此时如果足部由于各种原因出现了创伤，创伤部位缺乏足够的血液供应而导致局部营养物质、氧等供给不足，从而使伤口迁延难愈，足部溃疡就这样发生了。

防范要点：①注意自己是否存在足部发凉、间歇性跛行等下肢缺血症状。②在医生的指导下，自己尝试触摸足背动脉、胫后动脉，如果搏动减弱甚至消失，往往提示存在糖尿病下肢血管病变。

并发糖尿病其他慢性并发症的患者，如糖尿病肾病（尤其是需要透析者）、糖尿病视网膜病变（尤其是出现视力障碍者）

糖尿病患者如果发生了糖尿病肾病或糖尿病视网膜病变，往往意味着身体的其他器官如下肢神经、血管等也可能受到影响而发生病变。另外，严重糖尿病视网膜病变会导致视力丧失，患者更易发生各种创伤而诱发糖

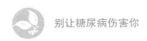

尿病足；严重糖尿病肾病导致肾功能衰竭的患者，体内会出现多种有毒物质的蓄积以及代谢的紊乱，也更加容易导致动脉粥样硬化，而动脉粥样硬化是引起下肢血管狭窄的主要原因。

防范要点：已经发现患有糖尿病其他慢性并发症的患者，一定要同时进行糖尿病神经及大血管并发症的筛查，以早期发现糖尿病足的高危因素，早期加以预防。

既往有过截肢手术、足部溃疡或足部有畸形、老茧、鸡眼的患者

以前有过截肢手术或足部溃疡的患者，即使现在溃疡已经愈合，但是如果导致溃疡发生的高危因素（如下肢血管、神经病变）没有去除，以后再次发生足部溃疡的可能性是很大的。糖尿病患者足部畸形主要表现为爪状趾、锤状趾、扁平足等，此类患者容易因鞋袜穿着不当等造成足部损伤。足部有老茧、鸡眼的糖尿病患者如果缺乏足保护意识，往往会因为修脚不当等造成足部创伤。

防范要点：①在日常生活中应更加注意足的保护。②足部有老茧、鸡眼等的患者，应定期进行足部皮肤检查，如：皮肤温度、颜色、溃疡、皲裂等，寻找是否存在不易发现的足部创伤等。不要自行用剪刀或在公共浴室里处理鸡眼及老茧，也不要用化学药物、强腐蚀液治疗，应去医院找专业人员处理。③存在足部畸形的患者，日常生活中要注意选择合适的鞋袜，及时更换不适合穿着的鞋袜。

吸烟的患者

已经有研究证实，吸烟是糖尿病血管病变发生的一个独立危险因素，吸烟者比不吸烟者更加容易发生糖尿病足。

防范要点：一定要戒烟。如果吸烟时间久，难以戒除，可以去医院寻求帮助，使用药物辅助戒烟。

66

有些截肢悲剧可以避免

医疗技术的进步使许多可能会截肢的糖尿病足得以保留，但是不正确、不及时的治疗是导致足病患者发生截肢悲剧的真正原因。糖尿病足病的复发率和死亡率都很高，尤其是接受截肢手术后，3 年内复发率可高达 40%~50%，5 年后死亡率接近 50%。

每天自查足部，及时发现早期症状

糖尿病足病的早期症状有足部麻木、冷、无力、疼痛等。糖尿病患者如果出现这些不适，需及时到医院检查，明确诊断，及时治疗。及时发现早期或微小病变的诀窍是每天检查足部，尤其是锻炼后、洗脚后、睡觉前。当脚上出现小水疱、皮肤裂口时，应及时用酒精、生理盐水或干净的水清洗，用无菌或干净纱布包扎。

有危险因素者，每 3 个月请医生检查足部

有足病危险因素的糖尿病患者更需要特别注意足部的自我检查和保护，应每 3 个月到医院进行相关检查，并请医生检查足部。糖尿病足病的危险因素包括：①有足溃疡史；②周围神经病变和自主神经病变；③周围

血管病变；④足部畸形，如足趾弯曲、趾外翻（俗称大脚骨）；⑤严重肾脏病变、视力严重减退或失明；⑥鞋袜不合适；⑦个人因素（社会经济条件差、独居老人、糖尿病知识缺乏者）。为了预防糖尿病足病，合并神经病变和血管病变的患者，更需要积极治疗。

日常生活，不忘护脚

糖尿病患者日常生活中要特别注意保护脚，如不用太烫的水洗脚，剪趾甲时注意别弄伤皮肤，冬天不用热水袋暖脚，穿宽松的平跟、低跟鞋或者质量好的运动鞋，穿平整、吸汗性强的棉袜，不赤足走路，夏天在沙滩上走路要穿鞋等。

识别糖尿病足溃疡的三种类型

神经性溃疡 神经病变起主要作用，足的血液循环良好，皮肤通常是温暖的，足背动脉、胫后动脉搏动良好，但足部感觉缺失或明显减退。

缺血性溃疡 缺血所致，足部和下肢血液循环障碍，溃疡表面色泽暗，足背动脉、胫后动脉搏动不能被扪及。

神经 - 缺血性溃疡 又称混合性溃疡，这种类型临床上最为多见，好发于老年人，溃疡在足踝周围，皮肤增厚，色泽黑，溃疡周围组织水肿，创面深，往往合并感染。

2型糖尿病患者需防特定肿瘤

糖尿病与哪些肿瘤密切相关

2型糖尿病患者肝癌、胰腺癌、子宫内膜癌、结直肠癌、乳腺癌和膀胱癌等肿瘤的发生风险高于普通人，不过，2型糖尿病患者前列腺癌风险低于普通人。

近年来，国内外的许多研究证实了2型糖尿病与特定肿瘤密切相关。此前，我国曾开展糖尿病与肝癌关系的研究。研究发现，糖尿病是肝细胞癌发生的一个独立危险因素，表明糖尿病与肝细胞癌有一定的相关性。国内还有一些其他的研究，表明了糖尿病与结直肠癌、乳腺癌的发生也有相关性。

2型糖尿病如何导致肿瘤风险增高

2型糖尿病与肿瘤关联的机制包括：高胰岛素血症、高血糖以及感染等因素。2型糖尿病由于存在胰岛素抵抗，导致高胰岛素血症，有促进肿瘤细胞生长的潜在危险。糖尿病患者代谢紊乱、激素分泌失衡，导致免疫功能降低，也增加了肿瘤和感染性疾病的发生。糖尿病与某些肿瘤还存在以下共同危险因素，如增龄、肥胖、饮食不节、缺乏体育锻炼等。

因此，2型糖尿病患者在严格控制血糖的同时，还要做好健康饮食管理、体育锻炼以及体重管理，以降低肿瘤发生风险。建议中老年2型糖尿病患者，根据自己的年龄、糖尿病患病年龄和性别以及家族史等因素，加强对特定肿瘤的筛查，以做到早预防、早发现、早治疗。

68

糖尿病患者防肺炎，疫苗来帮忙

警惕：糖尿病患者肺部感染高发

由于存在内分泌代谢紊乱及某些急、慢性并发症，糖尿病患者防御功能显著下降，容易发生感染。临床上，糖尿病患者呼吸系统感染的发生率最高，患肺炎的风险是健康人的 6 倍，且病情进展迅速、易恶化、易反复，其导致的病死率是健康人的 3 倍。因此，防治肺炎是糖尿病患者必须重视的问题。

肺炎起病常较隐匿，症状不典型，主要表现为咳嗽、咯痰、胸痛、呼吸困难、畏寒、发热等，有些患者可无发热，有些老年患者仅表现为表情淡漠、食欲不振等。糖尿病患者出现咽痛、咯痰、发热等呼吸系统感染症状时，需提防肺炎，应尽早治疗，尤其是在血糖过高、尿酮体阳性、不能进食、持续呕吐、发热一天以上不见好转等情况下，须尽快去医院就诊。

预防：接种疫苗能帮忙

肺炎球菌是导致肺炎的祸首，在其 90 多种血清型中，最为常见的 23 种血清型可导致近 90% 的肺炎。接种 23 价肺炎球菌多糖疫苗可有效预防以上大部分肺炎的发生。鉴于糖尿病患者更容易并发肺部感染，世界卫生组织和许多国家卫生部门都强烈推荐糖尿病患者接种 23 价肺炎球菌多糖疫苗来预防肺炎。我国糖尿病患者的肺炎疫苗接种率却极低，很多患者都不知道接种疫苗可预防肺炎。

由于流感也会引发肺炎，所以糖尿病患者最好同时接种流感疫苗和肺炎疫苗。流感疫苗每年都需接种，接种的最佳时机是入冬之前；肺炎疫苗可以在全年任何时间接种。接种肺炎疫苗后，保护抗体水平至少可以保持 5 年。一般地说，肺炎疫苗只需接种一次，但身体虚弱者在首次接种 5 年后需要补种。对疫苗中的任何成分过敏者、正在进行免疫抑制剂治疗的患者、具有严重心脏病或肺功能障碍的患者，以及妊娠期和哺乳期的妇女，禁止接种肺炎疫苗。

培养好习惯，4 常识要记牢

注意收听天气预报，防寒保暖，避免着凉感冒；尽量少去或不去公共场所，减少感冒的可能；适度进行有氧运动，提高身体抵抗力和对外界气候变化的适应能力。要注意的是，如有重要脏器功能出现严重障碍，须限制运动的度和量，避免导致病情加重；饮食应清淡又富含营养，可适当补充维生素及微量元素。每天喝水应不少于 1 800 毫升，但不要喝含糖饮料。出现呼吸道感染时，即使不想吃饭，也应尽量坚持吃一些较软、易于消化吸收的食物，如麦片、蛋汤等，以防水、电解质紊乱，从而降低糖尿病酮症酸中毒的风险。伴有血脂异常者，应尽量不吃动物脂肪和动物内脏；伴有高血压者，每天食盐的摄入量更应严格控制。

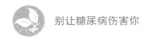

糖尿病患者就诊的"门道"

初诊

看病前，做好准备工作 患者可以先在网络上搜索到医院的官方网站，从医院的专家介绍中，根据医生的医疗专长来选择。不方便上网的老年人，可以参考正规报刊、电视等媒体的介绍，以及亲朋好友的建议。在一般大医院，专科门诊可以分为普通门诊、专家门诊和特需门诊。工作繁忙、无法正常排队就诊，或病情复杂、需要尽快得到专家会诊的糖尿病患者，可以挂特需门诊。如今，越来越多的医院推出了多种形式的挂号服务，除传统的窗口挂号外，还推出了自助挂号、预约挂号等。

候诊时，可做两件事 在候诊时，患者不妨看看候诊室外张贴的宣传资料，阅读医院提供的有关疾病保健的小册子。如果是第一次就诊，患者还可以利用这段时间了解和熟悉医院的环境，以便就诊后能顺利地进行各项化验、检查或付费、取药等工作。把疾病开始的特点、自己的感受、做过哪些检查、服用过哪些药物等情况梳理一遍，以便就诊时能将有用的信息全面、及时地告知医生。

看病时，搞清三件事 一是究竟有没有糖尿病，二是患有哪种类型的糖尿病，三是糖尿病的病情严重程度如何。只有先把这三件事搞清了，才能减少盲目性，有的放矢地进行治疗。对新确诊的糖尿病患者而言，应尽可能完成糖尿病并发症的筛查。

和医生交流，也有学问 患者应将与疾病相关的所有信息告知医生，以便医生做出正确的诊断和处理，例如有什么不适症状，是什么时候、如何发现自己血糖升高的，除了血糖高外，还有什么其他疾病等。患者应仔细听清并正确回答医生的问题。在患者说完病情以后，医生通常会补充询问一些问题，以便进一步确诊。这时候，患者一定要"答清所问"。

看病后，切忌两件事　很多患者觉得糖尿病不痛不痒，基本没什么感觉，对医生的医嘱和忠告不重视，也不执行。还有些糖尿病患者，根本不愿意承认自己得了糖尿病，不治疗，也从来不去医院看病。然而，不论你承认与否，客观上就是在生病，且病情会因为你的不治疗而日益加重。目前，电视、报纸、广播的各种降糖虚假广告铺天盖地，糖尿病患者切不可"跟着广告走"，盲目购买所谓的"特效药"。糖尿病的治疗是以患者为中心的个体化治疗，医生见不到患者、不进行交流，是无法看病的。

复诊

学做"明智"的患者　患者最好有记事或记日记的习惯。有条件的患者，可以自备一个血糖测定仪，学会自己测血糖、做记录，并经常分析血糖变化。认真阅读一两本权威性、科学性较强的糖尿病科普书。通过阅读、理解，并结合自身情况分析，掌握饮食、运动和药物治疗等相关知识。与一个比较熟悉、能保持长时间联系的医生或护士朋友建立良好关系，及时联系，有事咨询。明确自己的血糖、血压、血脂情况，以及应该控制在什么水平。若经过努力达不到目标，应及时去专科医生处就诊。知道自己正在服用的降糖药、降压药的种类和剂量。如果记不住，每次复诊时，将药瓶带上，或者将所服用的药物写在纸上，以便医生了解治疗情况。知道什么情况下应该找医生，多长时间应复查、查些什么等。

多久需去医院复查　糖尿病患者需要做血糖、血压、血脂、糖化血红蛋白等检查，有些检查可以在家里完成（如血压、体重等），有些检查则需要去医院做（如血脂、糖化血红蛋白、心电图等），检查频率各不相同，一周一次至一年一次不等。总体而言，血糖控制较好的糖尿病患者，宜每

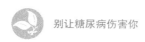
月去医院复查一次；血糖控制不佳或有并发症者，则需增加复查次数。

定期查些什么　血糖、血压、体重、足、糖化血红蛋白（HbA1c）、血脂系列、尿白蛋白、尿常规、心电图、视力和眼底，以及其他检查，如X 线胸片、血液学检查（如血常规、肝功能、血尿素氮、血肌酐）、肝胆超声和神经系统检查等。

复诊注意些什么　不要频繁换医院、换医生，学会整理病史和化验报告，留意病情变化并做记录。

糖尿病患者的"年检"计划

—— 体重、腰围、血压，每周一次

糖尿病患者可以每周固定选一天晨起空腹时测量并做好记录。如果发现体重和腰围逐渐增加，需注意加强饮食控制及锻炼；如果血压多次测量均偏高，则应至医院就诊。

—— 快速血糖，每天一次

患者自备血糖仪，一般平均每天至少测 1 次血糖，这样每周就有至少 7 次血糖监测结果，监测的时间段应包括空腹、三餐后及夜间。生活不规律、血糖波动大、易发低血糖、老年或青少年糖尿病患者，应增加监测频率，每天监测 2~3 次；如有心悸、出汗等低血糖症状时应随时加测。

糖化血红蛋白，3 个月一次

定期监测糖化血红蛋白有助于患者及时了解血糖变动趋势并提示调整降糖方案。

血清胰岛素、C 肽，每年一次

胰岛功能的定期检查非常重要，它可反映自身胰岛素的生产能力，临床通常用血清胰岛素、C 肽浓度来衡量，如果浓度偏低则说明生产能力低下，这时应尽早启动胰岛素治疗。

并发症检查，半年 ~1 年一次

并发症检查包括颈动脉及下肢动脉血管超声、24 小时尿微量白蛋白测定、眼底检查。

合并症检查，3~6 个月一次

糖尿病患者还要注意一些合并症如高血压病、血脂异常、高尿酸、脂肪肝等的发生发展，应每 3~6 个月监测血脂谱、尿酸和肝脏 B 超变化。糖尿病合并心功能不全或慢性肾功能不全的患者，应每年进行一次心脏超声及肾小球滤过率检查。

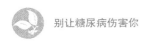

71

糖尿病患者何时需住院

对付糖尿病，必须把家庭治疗和住院治疗相结合，才能很好地控制病情。

—— "两个第一"

第一次诊断糖尿病的患者，特别是第一次诊断的 1 型糖尿病患者。住院目的是：全面检查，进一步明确诊断，确定糖尿病的分型，了解是否合并糖尿病并发症和其他病变，制订合理的治疗方案，观察治疗效果。利用这个时间，患者要学会观察病情，掌握糖尿病基础知识。

第一次接受胰岛素治疗的糖尿病患者。住院目的是：决定使用胰岛素的最佳剂型和剂量。利用这个时间，患者要学会血糖监测，掌握胰岛素注射技术，并根据血糖监测结果调整胰岛素用量。

—— "两急一慢"

发生糖尿病急性并发症的患者，如糖尿病酮症酸中毒、糖尿病非酮症高渗性昏迷、乳酸性酸中毒、严重低血糖昏迷者；急性应激情况，如糖尿病合并感染、手术、外伤、中风、大出血、分娩、心肌梗死等特殊情况。以上 "两急" 往往起病急、进展快、病死率高，若抢救不及时、治疗不恰当，往往有生命危险。住院目的是：缓解症状，抢救生命。

严重的糖尿病慢性并发症患者，如合并比较严重的糖尿病肾病、糖尿病眼底出血、顽固性腹泻、足部坏疽、心血管病变等。住院目的是：全面检查和了解病情，制订合理的治疗方案，观察治疗效果。

"高低不稳"

长期血糖居高不下、反复低血糖或血糖忽高忽低波动很大，治疗效果又差的糖尿病患者。住院目的是：全面检查及严密监测，医生患者共同努力，找出血糖异常的原因，调整治疗方案，使血糖得到平稳控制。

住院同时别忘学习

对于糖尿病患者来说，治病、学习同样重要，住院就是一个很好的学习机会。住院期间，糖尿病患者通过与医护人员和病友的交流，可以对饮食、运动、口服药物、胰岛素及血糖监测等有一个全面了解和认识，平时感兴趣的、不懂的、无暇顾及的许多问题，此时基本都可以得到解决。

①学会早期识别糖尿病的一些"险情"，主要是低血糖反应。日常生活中，如果能够早期及时识别它并迅速采取措施，就能有效地让自己脱离"险境"。

②接受胰岛素治疗的患者，可以学到专业、正规、细致的胰岛素注射方法，充分了解操作要领、注意事项等。

③有些病友自己总结出了不少防病治病的小窍门、小方法，大家一起交流一下，也是很有借鉴作用的。

④患者还可利用住院这段时间，养成良好的生活、卫生习惯，如戒烟限酒、注意足部护理、避免并发症的发生等。

保健篇

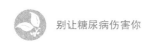

孕期糖尿病，是吃惹的祸吗

孕期糖尿病的定义

《中国 2 型糖尿病防治指南（2017 年版）》明确了孕期糖尿病的定义及诊断标准，使妊娠相关糖尿病的定义更清晰明了，便于临床诊治和管理。孕期糖尿病包括妊娠期糖尿病、妊娠期显性糖尿病和孕前糖尿病。

妊娠期糖尿病（GDM）　指妊娠期间发生的不同程度的糖代谢异常，但血糖未达到糖尿病诊断标准，占孕期糖尿病的 80%~90%。孕期任何时间进行 75 克葡萄糖耐量试验（OGTT），符合下列任何一项标准即可诊断：5.1 毫摩 / 升≤空腹血糖 < 7.0 毫摩 / 升，餐后 1 小时血糖≥ 10.0 毫摩 / 升，8.5 毫摩 / 升≤餐后 2 小时血糖 < 11.1 毫摩 / 升。在孕早期末，若仅空腹血糖异常而糖负荷后血糖正常，需要随访。

妊娠期显性糖尿病（ODM）　也称妊娠期间的糖尿病，指孕期任何时间血糖达到非孕人群糖尿病诊断标准：空腹血糖≥ 7.0 毫摩 / 升、餐后 2 小时血糖≥ 11.1 毫摩 / 升，或随机血糖≥ 11.1 毫摩 / 升。

孕前糖尿病（PGDM）　指孕前确诊的糖尿病。

孕期糖尿病与营养过剩

孕期糖尿病有逐年增加的趋势，糖尿病易感基因、孕期能量摄入过高、活动太少等都可能是致病因素。其中，妊娠期糖尿病主要是在孕 24 周进行筛查而被发现的，不仅广大基层产科医生应重视该项筛查，孕妇也要有配合筛查的意识。孕妇不应为了生个"大胖小子"而过量进食。新生儿体重为 2.5~4.0 千克的都属正常，3 千克左右最理想。不过，由于担心糖尿病的危害，很多孕期糖尿病的孕妇会刻意少吃。孕妇不应过于严格地限制膳食，因为自己和胎儿都需要充分的营养，如适当控制饮食情况下血糖仍不理想，可进行药物和胰岛素治疗，安全度过这个阶段。

孕期糖尿病的危害

孕期糖尿病可导致流产、巨大儿、畸形儿等危险。此外，一旦发生孕期糖尿病，孕妇更易患妊娠高血压综合征，胎儿易畸形，新生儿出生后易发生低血糖、高胆红素血症、低钙、新生儿呼吸窘迫综合征等；孕妇今后易患 2 型糖尿病、代谢综合征；孩子在学龄前易发生肥胖和糖代谢异常，长大后代谢综合征发病率高于同龄人。一旦发现孕期糖尿病，要积极治疗。

孕期糖尿病的就诊科室

轻症孕期糖尿病者，一般在产科就可得到有效处理。孕期糖尿病还包括孕前已患糖尿病者，属于糖尿病合并妊娠，妊娠后需及时告知内分泌科医生调整治疗方案以保证血糖的良好控制。相对复杂的孕期糖尿病，最好由产科和内分泌科医生共同处理，为了保证新生儿生命质量，最好是多学科联合团队来处理，理想的团队结构包括妇产科、内分泌科、营养科、心理卫生相关科室。

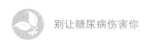

73

患糖尿病，孕前孕期五项特别注意

糖尿病妇女如果在孕前、孕期病情控制不好，对母婴双方的危害都很大。因此，从打算怀孕开始，就要比一般人进行更周到的准备工作。

孕前体检，全面、有重点

糖尿病妇女孕前需做一次全面体检，重点检查血糖（24 小时）、糖化血红蛋白（HbA1c）、血脂、尿常规（包括尿糖、尿酮体、尿蛋白、尿白细胞等）、血压、眼底、神经系统及心电图，以便全面了解各项代谢指标的控制情况，以及是否存在心、脑、肾、眼等糖尿病并发症。

孕前 3~6 个月，改用胰岛素

在计划怀孕前 3~6 个月，糖尿病妇女应停用口服降糖药，改用胰岛素治疗。如同时合并高血压，应将血压控制在 130/80 毫米汞柱以下，降压药物最好选择钙离子拮抗剂，禁用血管紧张素转换酶抑制剂及血管紧张素 Ⅱ 受体拮抗剂。

病情控制佳，方可考虑怀孕

只有当血糖、血压等各项指标控制满意、无严重并发症及合并症，病情已得到有效控制后，方可考虑怀孕。同时，应学习和掌握妊娠期的饮食及运动疗法、胰岛素注射、自我血糖监测、低血糖的识别与处理等相关知识与技能。

孕期饮食，可适当放宽

与普通患者不同，糖尿病孕妇的饮食需适当放宽，既要保证孕妇和胎儿的能量需求，不发生饥饿性酮症，又要避免因能量摄入过剩导致血糖升高。在此前提下，还要注意营养全面、均衡，维持体重合理增长。

饮食应尽量定时定量、少吃多餐，每日 5~6 餐，为预防夜间低血糖，临睡前最好加餐 1 次。一般地说，糖尿病孕妇每日总能量可按每千克理想体重 30~35 千卡（126~146 千焦）计算。每天主食（即碳水化合物）控制在 250~350 克，尽量做到粗细搭配；蛋白质应比孕前增加，每日 100 克左右；平日应多吃绿叶蔬菜，如芹菜、小白菜、油菜、菠菜等；水果每日控制在 200~400 克，可分次于两餐之间或睡前作为加餐食用，并将能量计入总能量当中，可适量食用草莓、樱桃、柚子、青苹果、猕猴桃等低糖水果，或者以黄瓜、西红柿等蔬菜代替水果，香蕉、荔枝、桂圆和葡萄等水果糖分较高，应尽量少吃或不吃；尽量避免食用糖、蜂蜜、巧克力、甜点等。

需要注意的是，饮食控制不能走极端。过度节食及控制体重，不仅容易发生低血糖及饥饿性酮症，而且不利于胎儿的生长发育；而如果能量摄入过剩，则会导致体重增加过快及肥胖，从而增加胰岛素抵抗，加重糖代谢紊乱。

孕期血糖控制，应更严格

血糖控制好坏直接关系到母子双方的安危。为了给胎儿生长发育营造一个良好的环境，减少产科并发症的发生，孕期的血糖控制标准要比普通人更严格，同时还要尽量避免发生低血糖。具体控制目标如下：空腹及餐

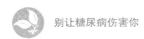

前血糖 3.3~5.3 毫摩／升，餐后 1 小时血糖 4.4~7.8 毫摩／升，餐后 2 小时血糖 4.4~6.7 毫摩／升，夜间血糖 4.4~6.7 毫摩／升，糖化血红蛋白（HbA1c）尽量控制在 6.0% 以下。为此，一定要加强血糖监测，每周至少有两天测全天血糖谱，包括三餐前、三餐后 2 小时及睡前血糖，必要时还要测凌晨 3 时的血糖。需要注意的是，由于孕妇的肾糖阈降低，尿糖难以准确反映血糖的实际水平，因此，不能因为怕扎针而用查尿糖来代替血糖监测。

74

控制体重务必“斤斤计较”

体重的稳定控制是控制血糖和防治糖尿病慢性并发症的重要环节。研究显示，肥胖的 2 型糖尿病患者体重下降 10%，可使空腹血糖下降 60%，糖尿病相关死亡下降 30%，相关肿瘤死亡下降 40%，所有原因导致的死亡下降 20%。此外，肥胖的 2 型糖尿病患者还常常存在高血压、血脂紊乱等心血管危险因素，体重的下降也有助于血压和血脂的控制。因此，糖尿病患者控制体重一定要“斤斤计较”，越接近理想体重，对健康的好处就越多。

4 原因可使糖尿病患者体重增加

① 2 型糖尿病患者在血糖未获控制前，由于胰岛素抵抗导致能量利用障碍，虽然大量进食，但仍会出现体重下降。经药物治疗后，胰岛素敏感性得到改善，即使进食量较以前减少，但组织对糖的利用明显增加，能量流失的减少促进了体重的增加。

②糖尿病患者常有频繁的"饥饿感"或因担心低血糖而频繁进食，而在出现低血糖时又可能进食大量的食物。还有些患者认为，已经在使用降血糖的药物就可以放开进食。这些不恰当的进食行为增加了总能量的摄入从而使体重增加。

③某些药物如胰岛素、罗格列酮等噻唑烷二酮类药物存在增加体重的副作用，导致患者体重增加。

④肥胖患者本身懒于活动或由于肥胖而导致运动受限，运动少使体内能量消耗少，导致能量堆积而引起体重增加。

4 方法可助糖尿病患者控制体重

糖尿病患者控制体重的关键在于保持总体能量摄入和消耗的平衡，而对于超重或肥胖的患者来说，则需要通过减少摄入、增加消耗，达到减轻体重的效果。在体重控制中需要做到以下几点。

①确定合理的体重控制目标　肥胖的糖尿病患者，将体重控制到理想体重 [理想体重（千克）= 身高（厘米）– 105] 是最佳目标。但是，对于大多数患者特别是极度肥胖的患者来说，将体重控制目标确定为减轻原体重的 5%~10%，是更切实可行并能长期维持的目标。

②制订有效的饮食控制计划　糖尿病患者需要在专科医师和营养师的指导下制订合理的饮食方案，可以将每周的减重目标定为 0.5~1.0 千克。在具体执行过程中，要限制能量的摄入，推荐应用低能量、低脂肪、高优质蛋白质饮食，并进食足够的新鲜蔬菜和水果以增加饱腹感，同时注意补充维生素和微量元素。一定要做到定时、定量、规律进餐，避免暴食暴饮和餐间随意进食。糖尿病患者可以通过记饮食日记的方法，督促自己做好饮食控制。

③进行适当的体育锻炼　糖尿病患者可根据自身的兴趣爱好和体能状态，选择中等强度的有氧运动方式，如快走、慢跑、游泳、打太极拳、骑

自行车等。运动应坚持循序渐进、量力而行的原则，每周锻炼不少于 5 次，每次 30~40 分钟。

④科学选用药物治疗　二甲双胍有助于控制体重，如无禁忌证，肥胖的糖尿病患者可首选二甲双胍治疗。使用胰岛素治疗而引起体重增加者也可以合用二甲双胍，一方面可以克服胰岛素治疗所致的体重增加，另一方面还能减少胰岛素的用量。

75

算一算，每天怎么吃

计算每日所需总能量

糖尿病患者每日需要摄入多少总能量，可通过以下几个步骤计算得出。

①计算体质指数（BMI），判断自己属于什么体型。体质指数 = 体重（千克）/ 身高的平方（平方米），BMI ≥ 24 属于超重，BMI ＜ 18 属于消瘦，介于二者之间属于正常。

②计算自己的标准体重。标准体重（千克）= 身高（厘米）-105。

③判断自己每日需要多少能量。可参考下表。

成人糖尿病患者热卡需要量（千卡 / 千克标准体重）

体型	轻体力劳动	中等体力劳动	重体力劳动
超重	25	30	35
正常	30	35	40
消瘦	35	40	45

注：1千卡约等于4.186千焦。

儿童糖尿病患者每日所需总能量按年龄计算：每日总能量（千卡）=1 000+（年龄 -1）×100。例如，10 岁儿童所需总能量为 1 000+（10-1）×100=1 900（千卡）。

制订饮食计划

举个例子：张先生 45 岁，身高 1.7 米，体重 80 千克，从事办公室工作，食量中等，如何制订饮食治疗方案？

第一步：先计算张先生每日所需总能量

①体质指数 =80/1.7²=27.7（千克 / 平方米），属于超重。

②标准体重 =170-105=65（千克）。

③在办公室工作，属于轻体力活动的超重患者，热卡需要量为 25 千卡 / 千克标准体重，每日所需总能量为 65×25=1 625（千卡）。注意，此处的体重为标准体重 65 千克，而不是实际体重 80 千克。

第二步：分配饮食比例

方法 1　①人体每日所需的蛋白质、脂肪分别为每千克体重 1 克和 0.8 克，按照标准体重计算，得出张先生每日所需蛋白质为 65×1=65（克）、脂肪为 65×0.8=52 克。② 1 克蛋白质提供 4 千卡能量，65 克蛋白质提供的能量为 65×4=260 千卡；1 克脂肪提供 9 千卡能量，52 克脂肪提供的能量为 52×9=468 千卡。③每日所需总能量为 1 625 千卡，减去蛋白质、脂肪提供的能量，剩余 897 千卡（1 625 - 260 - 468），应由碳水化合物提供。④ 1 克碳水化合物提供 4 千卡能量，故每日所需碳水化合物的量为 897/4=224.25 克，分配到早（30%）、中（40%）、晚（30%）餐中，主食分别为 67.3 克、89.7 克、67.3 克。

方法 2　从营养师那里获取食物交换份的计算方法。每产生 80~90 千卡能量的食物为"一份"，不同食物，每份的重量不同。一般可以粗略地把以下食物作为 1 个交换份：25 克粮食，500 克蔬菜，200 克水果，50 克肉、蛋、鱼、豆制品，160 克牛奶，10 克烹调油。张先生每日所需总能量为 1 625 千卡，每日所需食物份数为 20~18 份（1 625/80~1 625/90）。如果按照 20 份计算，张先生每日可进食主食 10 份（早餐 3 份、午餐 4 份、晚餐 3 份），蛋、奶制品 5.5 份（早餐 1 份、午餐 2.5 份、晚餐 2 份），蔬菜 1.5 份，油脂 2 份，水果 1 份。

76

选择血糖生成指数低的食品

饮食治疗是糖尿病最基本、最重要的治疗方法之一，合理的饮食可有效控制血糖水平、改善血脂水平，预防和延缓并发症的发生。由于不同食物在人体所产生的血糖反应是不同的，根据血糖生成指数选择食品，可以帮助糖尿病患者更加简便合理地安排饮食，有效控制血糖与血脂水平。

血糖生成指数（GI）

血糖生成指数是衡量食物引起餐后血糖反应的一项有效指标，指含 50 克有价值的含糖食物与相当量的葡萄糖和面包，在一定时间内体内血糖应答水平的百分比值。食物血糖生成指数在 75 以上的为高血糖生成指数，55~75 为中等血糖生成指数，55 以下为低血糖生成指数。

选择血糖生成指数低的食品，有利于血糖控制

高血糖生成指数的食品，消化吸收快，既可引起餐后血糖快速升高，

也容易发生低血糖。血糖生成指数高的食品有精制米面加工的精白馒头、面食、精制的糕点、白米饭等，土豆泥、西瓜、红枣等血糖生成指数也较高。

常用食物血糖生成指数表

主食、点心类	血糖生成指数	蔬菜、豆类	血糖生成指数	水果类	血糖生成指数
馒头	88.1	南瓜	75.0	西瓜	72.0
白面包	87.9	胡萝卜	71.0	菠萝	66.0
糯米饭	87.0	甜菜	64.0	葡萄干	64.0
大米饭	83.2	马铃薯	62.0	杏	57.0
米饼	82.0	煮甜玉米	55.0	芒果	55.0
膨化薄脆饼干	81.0	红薯	54.0	猕猴桃	52.0
烙饼	79.6	山药	51.0	香蕉	52.0
华夫饼干	76.0	芋头	47.0	葡萄	43.0
油条	74.9	青刀豆	39.0	柑	43.0
小米饭	71.0	芸豆	28.0	橙子	42.0
小麦片	69.0	绿豆	27.2	草莓	40.0
小米粥	61.5	四季豆	27.0	苹果	36.0
纸杯蛋糕	60.0	扁豆	26.0	梨	36.0
面条	55.0	干豌豆	22.0	香蕉（生）	30.0
燕麦	55.0	红豆	20.0	桃	28.0
荞麦	54.0	黄豆	18.0	柚	25.0
通心粉	47.0	魔芋	17.0	李子	24.0
黑米粥	42.3	花生	14.0	樱桃	22.0

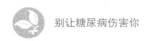

血糖生成指数低的食品，在消化道停留时间长，吸收率低，葡萄糖释放缓慢，可抑制餐后血糖和胰岛素的升高，有利于餐后血糖的平稳。此外，还能使血胆固醇和甘油三酯下降，预防糖尿病引起的心血管并发症。血糖生成指数低的粗杂粮能缓慢地进入血液，较长时间地提供能量。也就是说，吃这类食物比较耐饥饿，也有利于预防低血糖和控制体重。血糖生成指数低的食品有粗杂粮、豆类、奶类、蔬菜、菌菇、低糖水果等。

有助于降低血糖的 6 条原则

①控制总能量，食物多样，均衡搭配　在能量相同的情况下，多选择血糖生成指数低的食品。

②多吃粗粮　减少精制米面，增加粗杂粮如燕麦、玉米、荞麦、大麦、黄糙米、薏苡仁、全麦面包等。每天至少 1 次，有助于缓解糖尿病患者餐后高血糖状态，降低空腹血糖。

③粗细搭配　粗杂粮的血糖生成指数低，但适口性较差，往往难以下咽。最好是粗杂粮与细粮相互搭配，既降低了餐后血糖，又改善了口感、增加花式品种。如白米面中加入杂粮、豆类制成花式食品，如赤豆饭、荞麦饭、杂粮面点（玉米面条、绿豆挂面、窝窝头、杂粮馒头）、腊八粥等，都能使血糖生成指数降低。

④增加膳食纤维　将魔芋粉掺入牛奶、豆浆、粥或馅料中，煮熟食用；也可加入面粉中，制成面条、面包、蛋糕。增加绿色蔬菜和纤维含量多的食品，如苦瓜、芹菜、竹笋、木耳、菌菇、海带等，与主食一起食用，可降低血糖生成指数，有助于控制血糖和调节血脂。

⑤选择低血糖生成指数的水果　选择低血糖生成指数水果，如橙子、柚子、柠檬、苹果、桃子、李子、草莓、樱桃等。吃水果的时间应安排在正餐之间，以避免引起血糖升高。尽量少选择含糖量和血糖生成指数均较高的干果，如蜜枣、柿饼、葡萄干、杏干、桂圆等。

⑥食物加工宜简单　食物颗粒越细，葡萄糖越容易吸收。豆类杂粮可以整粒吃的，就不要磨成细粉。杂粮不要细做。赤豆沙、绿豆沙最好连皮一起粉碎，不要过滤去皮。红薯、土豆大块蒸煮烹调的，血糖生成指数降低；做成泥糊状的，则血糖生成指数升高。烹饪宜急火煮，少加水，因加工时间越长，温度越高，水分越多，糊化程度也越高，血糖生成指数随之上升。

食谱举例

王伟，男，55 岁，从事管理工作。患糖尿病 5 年，目前身高 165 厘米，体重约 60 千克，轻体力劳动，每天需要能量约 1 800 千卡（约 7 524 千焦），经营养干预，营养师为他制订的饮食计划如下：

早餐：煮鸡蛋 1 只，低脂牛奶 200 毫升，黄瓜或番茄 50 克；主食 1 份（全麦面包 50 克，或香菇菜包 1 个，或荞麦馒头 1 个，或麦片 50 克）。

午餐：荞麦饭 100 克（大米与荞麦比例 1∶1），红烧青鱼（鱼 100 克，加黑木耳 5 克），芹菜炒豆腐干（芹菜 100 克，豆腐干 20 克），拌蓬蒿菜 100 克，番茄蛋花汤。

晚餐：米饭 100 克，肉片炒苦瓜（肉片 30 克，苦瓜 100 克，鲜香菇 10 克），炒白菜（150 克），排骨萝卜汤。

上午加餐：苏打饼干 2 块，或绿豆银耳羹 1 小碗（原味或加少许果糖）。

下午加餐：柚子 1 片，或苹果 100 克，或生梨 100 克。

说明：有低血糖倾向的糖尿病患者，晚上睡前半小时可饮用低脂牛奶 100 毫升，或食用全麦面包 1 片。糖尿病患者最好的饮料是白开水或茶水，尽量不喝或少喝碳酸饮料、含糖果汁。

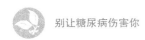

改良"地中海饮食"护佑你

"地中海饮食"是指希腊、西班牙、法国和意大利南部等处于地中海沿岸的南欧各国的饮食风格，是一种以高单不饱和脂肪酸、高新鲜植物性食物为特色的饮食模式。近年来发现，"地中海饮食"对心脑血管疾病有改善作用，特别是对 2 型糖尿病患者有保护作用。

粗细粮搭配，粗粮占主食的 1/3

地中海饮食的特点之一是全谷类食物多，如裸麦面包、全谷脆片、燕麦等。许多流行病学证据一致支持膳食纤维（特别是谷类纤维）对提高胰岛素敏感性、降低糖尿病风险存在保护作用。全谷食物的血糖生成指数较低，有利于餐后血糖的控制。

粗细搭配是糖尿病患者的主食宝典，保持我国饮食的优秀传统，增加荞麦、燕麦、玉米、黄糙米等粗粮替代部分主食，大约占主食的1/3。

多吃新鲜蔬菜，增加水果

地中海饮食中富含膳食纤维，蔬菜和水果的摄入量十分充足。这类食物能量密度低，富含膳食纤维，容易产生饱腹感，使总能量摄入降低，帮助维持适当体重，这也对胰岛素的敏感性有着积极作用。糖尿病患者要保证蔬菜摄入量充足，每天 600 克，尤其是叶菜类。若进食含糖量较高的蔬菜（如芋芳、蚕豆、土豆、粉皮、藕等），要相应减少主食的摄入量。番茄、黄瓜也是餐间食物的很好选择。一般水果属于中低升糖指数食物，糖尿病患者不必过分惧怕。建议选择升糖指数较低且富含维生素和矿物质的水果（如苹果、柚子等），每天约 200 克，可将其作为餐间食物。

吃对肉

作为优质蛋白质的来源，地中海饮食提倡多吃鱼、禽、蛋类，少吃红肉（猪、牛、羊肉及其制品）。水产品尤其是海产品中富含 n-3 多不饱和脂肪酸，n-3 多不饱和脂肪酸可以通过胃肠道激素调节胰岛素分泌，同时也有抗炎症反应的作用。鱼、禽、蛋类的脂肪含量较红肉少。我国居民的餐桌上几乎每天都会出现红肉，要知道，大量摄入红肉中富含的饱和脂肪酸会加重胰岛素抵抗，增加 2 型糖尿病的发生风险。所以说，为了健康，在吃肉结构上做出调整十分必要。

每周食用红肉不宜超过 3 次。吃肉时，尽量去皮去肥肉，以瘦肉为主。每天 1 个蛋，其余以鱼、禽类为主，尤其是海产品，每周宜食用 2 次以上。

选好油

地中海饮食中，橄榄油是主要的食用油。橄榄油富含单不饱和脂肪酸。其富含的维生素 E 和多酚类物质是天然抗氧化剂。许多试验充分证明，食物中的抗氧化物质能预防 2 型糖尿病的发生。现在大多数家庭都以植物油作为烹调油，植物油以多不饱和脂肪酸为主，是必需脂肪酸的主要来源。但是，过量摄入植物油会使高密度脂蛋白降低，对血脂有不利影响。近来有研究发现，摄入脂肪的"质"才是影响 2 型糖尿病发展中的关键。

用油总量控制在每人每日不超过 25~30 克，其中用橄榄油替代一部分烹调油，约占总烹调油的 1/3。橄榄油的最佳烹调方法是凉拌，要避免高温烹调，以免破坏橄榄油中的多酚类物质。

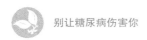

每天 1~2 杯奶

奶类是一种营养成分齐全、组成比例适宜、易消化吸收、营养价值高的天然食品，主要提供优质蛋白质、维生素 A、维生素 B_2 和钙。

糖尿病患者每日宜摄入约 300 毫升牛奶或 30 克奶酪，血脂异常和肥胖者最好选择低脂牛奶。

常食坚果，少吃零食

坚果富含多酚类、黄酮类、异黄酮等物质。地中海饮食提倡常食坚果（核桃、杏仁等）。研究表明，坚果对心血管有保护作用，也可促进胰岛素分泌。

糖尿病患者每周宜食用坚果 2~3 次，每次 20 克（约 15 粒杏仁，或 2 个大核桃），可与牛奶一起食用作为一顿加餐，替代零食。选择坚果以原味为好，避免盐焗、有糖衣或油炸的坚果产品。

避免或适量饮酒

不推荐糖尿病患者饮酒，也不建议以保健为目的饮用葡萄酒。如要饮酒，须在血糖控制良好的情况下。女性每日不超过 15 克酒精（相当于 150 毫升葡萄酒或 450 毫升啤酒），男性每日不超过 25 克酒精（相当于 250 毫升葡萄酒或 750 毫升啤酒），且每周饮酒不超过 2 次。切记，避免空腹饮酒！

78

吃得对才能保护肾

患上糖尿病以后，若血糖没有得到很好的控制，将对肾脏危害极大，造成糖尿病肾病，久而久之，导致肾衰竭。一旦糖尿病已进入肾病阶段，饮食上尤其要注意保护残余肾功能，以预防和延缓糖尿病肾病的进展。

原则一：合理限制蛋白质摄入量，根据肾功能受损程度区别对待

糖尿病肾病患者控制蛋白质摄入的时机和量十分重要。糖尿病肾病患者长期采取高蛋白质饮食，会增加肾小球的血流量和压力，加重高血糖所引起的肾脏改变。适量限制饮食中的蛋白质，可降低肾小球滤过率，有效地避免高蛋白质饮食对肾脏造成的危害。

蛋白质摄入量必须和肾脏的排泄能力相适应。限制蛋白质摄入量并不是说无限制地低，而是根据临床分期即肾功能受损的不同程度，对蛋白质的限制有所不同。

糖尿病肾病临床共分 5 期，第 1 期、第 2 期不易被察觉，只能在第 3 期、第 4 期、第 5 期进行饮食控制。

3 期（早期糖尿病肾病期）　以微量白蛋白尿为主要临床特点，此期肾脏病变尚处于可逆阶段。适量限制膳食中的蛋白质，可明显延缓糖尿病肾病的进展速度，有利于肾脏病变的恢复。此期蛋白质摄入量按标准体重计算，为每千克体重 0.8~1.0 克。例如：身高 160 厘米，标准体重 55 千克，全天蛋白质摄入量为 55 克。

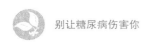

4 期（临床糖尿病肾病期）　当 24 小时尿蛋白＞300 毫克时，患者往往伴有水肿和高血压，肾功能进一步下降。此期蛋白质摄入量按标准体重计算，为每千克体重 0.8 克。例如：身高 160 厘米，标准体重 55 千克，全天蛋白质摄入量为 44 克。

5 期（晚期糖尿病肾病期）　此期患者血尿素氮、肌酐均增高，表现为少尿、水肿、严重高血压、贫血和一系列代谢紊乱，最终导致终末期肾功能衰竭。更严格地控制饮食中蛋白质的摄入，对延缓肾功能恶化是有益的。此期蛋白质摄入量按标准体重计算，为每千克体重 0.6 克。例如：身高 160 厘米，标准体重 55 千克，全天蛋白质摄入量为 33 克。

原则二：多吃"量低质优"的优质蛋白质（动物），少吃非优质蛋白质（谷物）

食物蛋白质按其不同来源可分为植物蛋白质和动物蛋白质两大类。

植物蛋白质主要来源于谷类、根茎类、干果、坚果等。植物蛋白质中，非必需氨基酸含量高，生物利用率小，摄入过多会加重肾脏负担，对防治糖尿病肾病不利。

动物蛋白质属于优质蛋白质，主要来源于鱼虾、禽肉、畜肉、蛋类及牛奶等，因其必需氨基酸含量高，利用率高，故有利于纠正和预防低蛋白血症。

糖尿病肾病患者要多吃"量低质优"的优质蛋白质（动物），少吃非优质蛋白质（谷物）。在限定量的蛋白质来源中，应多采用以下食品：鱼肉、鸡肉、牛肉、兔肉、鸭肉、猪肉、鸡蛋、牛奶等。其中，牛奶是最好的，其次是鸡蛋、禽蛋蛋白，再其次是鱼类、瘦肉。宜少吃植物性食品，比如，米、面植物蛋白质含量高，应该限制，以免增加肾脏负担；应避免动物内脏、蛋黄和其他高胆固醇的食物。终末期肾病患者不宜进食豆类及豆制品。

原则三：提高优质蛋白质比例，用部分低蛋白质主食替代普通主食

每 100 克米、面粉及其制品中的植物蛋白质为 7~10 克。而加工后的麦淀粉是将小麦粉中的蛋白质即面筋分离除去制成的，每 100 克除去面筋后的小麦粉含植物蛋白质 0.3~0.6 克。

糖尿病肾病患者应摄入优质蛋白质，每天摄入量中 50%~70% 需来自动物，如奶类、蛋类、家禽类、鱼类及瘦肉类。提高优质蛋白质比例的方法，是用部分低蛋白质主食替代普通主食（大米、面粉等植物蛋白质较高者），以减少饮食中植物蛋白质的摄入量。可多采用以下低蛋白质类食品：麦淀粉、玉米淀粉、土豆淀粉、绿豆淀粉、藕粉、荸荠粉、粉丝、粉条、凉皮、凉粉，以及蛋白质含量低的瓜菜，如冬瓜、苦瓜、卷心菜等。也可采用目前市场销售的低蛋白质制品，如低蛋白质面条、低蛋白质大米、低蛋白质面粉，但价格较高。

原则四：能量摄入应满足人体需要，以每天每千克体重 25~30 千卡为宜

在采取限制蛋白质饮食的同时，必须供给充足能量，节省蛋白质。能量供应不足，会引起体内储存的脂肪和蛋白质分解，增加含氮废物的产生，使肾功能指标如血肌酐、尿素等升高。能量摄入偏高，血糖就控制不好。

能量摄入量按每天每千克标准体重 25~30 千卡（105~125 千焦）计算为宜，以维持标准体重为原则（标准体重 = 身高 −105）。注意：每天所摄入的总能量不能超过标准范围，在采用含能量高而蛋白质含量低的如藕粉、荸荠粉、粉丝、土豆、芋头等食物时，必须减去这些食物作为主食所含有的能量，以防血糖升高。

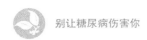

━━━ 原则五：控制脂肪摄入量，每天脂肪供给量应占总能量的
25%~30%

当糖尿病患者出现肾病时，应限制脂肪摄入量，因脂肪可致动脉硬化加剧。要限制动物性脂肪以及饱和脂肪酸的摄入，胆固醇应限制在每天300 毫克以下。

每天饮食中脂肪供给应占总能量的 25%~30%。脂肪摄入量按每天每千克标准体重不超过 1 克计算。每日烹调油应控制在 25 毫升左右，以植物油为主，如橄榄油、茶籽油、花生油、豆油、芝麻油、玉米油等。这些油富含单不饱和脂肪酸，不仅不会引起血糖升高，还有利于降低血脂。应少吃坚果类，如核桃、杏仁、瓜子、花生等。

━━━ 原则六：减少盐摄入量，每天食盐用量控制在 2~3 克为宜

对糖尿病合并肾病的患者来讲，少盐饮食非常重要，有利于血压的控制和减轻水肿。

食盐摄入量应视病情而定，有高血压、水肿者，每天食盐用量最好控制在 2~3 克（1 克盐相当于 5 毫升酱油）。如果肾功能衰竭严重，还要根据具体情况采取低钠或无盐饮食。除控制食盐摄入外，还应少食含钠盐丰富的食物，如各种酱腌咸菜、虾皮、味精、豆腐乳，以及火腿、腊肉、熏肠等加工的肉类。烹调时，可利用带香味的菜或香料（如葱、姜、蒜、醋、番茄汁、柠檬汁）替代盐，以增加食物的美味。

老年糖尿病患者警惕营养不良

老年糖尿病患者中，不少人常常因过于注重饮食控制而忽视合理营养，以至于营养不良。为了避免营养不良，日常饮食需注意以下问题。

不过分限制糖类摄入 合适的饮食控制加上运动可减轻体重，减少胰岛素抵抗，改善血糖和血脂，降低高血压和冠心病发生率，但过分限制糖类摄入，则会增强糖异生作用，导致代谢性酸中毒和饥饿性酮症，降低糖耐量。

多摄入膳食纤维 老年糖尿病患者应多食用富含膳食纤维的食物，尽量选择那些血糖生成指数和血糖负荷低的食物，如粗粮、杂粮、蔬菜、豆类及其制品、杂豆类以及大部分水果。

重视蛋白质摄入 老年人体内蛋白质分解大于合成，因此蛋白质摄入量应不低于成年人。但是，有肾功能损害的老年糖尿病患者则需相应地减少蛋白质摄入量。

适当多吃鱼 建议每周进食鱼类 2 次以上，尽量少吃油炸食品。

适当补充微量营养素 维生素、矿物质及抗氧化剂对糖尿病患者改善糖耐量异常有益，有条件的可在医生指导下选用。

少饮酒 饮酒对血糖和胰岛素水平会产生影响，喜欢或不得不饮酒的糖尿病患者，需严格限制饮酒量。通常建议男性每天少于 25 克酒精，女性每天少于 15 克酒精。而且，混合酒类可能会升高血糖，因此饮酒时应以单一酒类为宜。

糖尿病保健食品选购要诀

保健食品是功能性食品的俗称，是指声称具有特定保健功能或者以补充维生素、矿物质为目的的食品，即适宜于特定人群食用、具有调节机体功能、不以治疗疾病为目的，且对人体不产生急性、亚急性或者慢性危害的食品。由此可见，对于正规的糖尿病保健食品，首先，它是食品，无毒、无害，但不是药品，不以治疗糖尿病为目的，不能取代降糖药。其次，它不同于一般食品，它含有某些被研究证实的有助于降糖的成分，具有辅助调节血糖的保健功能。

常见糖尿病保健食品有三类

目前，我国市场上常见的糖尿病保健食品大致有以下几类。

第一类含有膳食纤维，如膳食纤维、富纤饼干等。其调节血糖的机制主要是：通过减慢胃排空，使食物营养素的消化吸收过程减慢，延缓糖分的吸收，即使糖尿病患者胰岛素分泌稍有不足，也不会马上引起血糖浓度升高。

第二类含有矿物质，如强化铬的奶粉（由于三价铬能协助和增强胰岛素的功能，因此在机体维护正常葡萄糖代谢过程中具有非常重要的作用，但应注意适量补充）等。

除以上两类外，市场上还有一些糖尿病保健食品中含葡聚糖、赤藓糖醇、L- 阿拉伯糖、黄酮类等，如全蚕粉等。其机制包括帮助改善胰岛素抵抗、改善糖代谢等。

选购要三"看"二"忌"一"询问"

糖尿病患者在接受正规治疗的同时，如果经济条件允许，可以服用糖尿病保健食品进行辅助治疗，但在选择时要切记三"看"二"忌"一"询问"。

看标志 保健食品标志即"蓝帽子"标志，为天蓝色图案，图标下半部分有"保健食品"字样。我国所有正规的保健食品，不论是国外进口的还是国内生产的，都要求在包装的醒目位置印上"蓝帽子"标志。

看批准文号 经有关部门审批，获批准生产的保健食品，包装上印有批准文号。国产保健食品的批准文号是"国食健字 G********"（*代表数字），进口保健食品的批准文号是"国食健字 J********"。批准文号的真假可到国家食品药品监督管理总局（现为国家市场监督管理总局）网站（http://samr.cfda.gov.cn）进行查询。

看标签说明 标签说明应内容详细，包括原料、成分、功效成分含量、保健作用、适宜人群、不适宜人群、食用方法、注意事项、生产厂家以及生产批号和生产日期。

忌轻信广告 部分糖尿病保健食品广告盲目夸大其降糖功效，更有甚者谎称"秘方""偏方"，能根治糖尿病。糖尿病患者在面对这些广告时，应清醒对待，相信科学。

忌重短期效果 相关部门曾曝光过某些糖尿病保健食品中非法添加降糖药的事件，添加的口服降糖西药往往是价格低廉、副作用大的药品。服用这些产品后，可能短期会有较好的降糖效果，但长时间服用会造成肝肾损害、延误病情。

询问 是指在选用保健食品前，应先咨询医生，在医生的指导下适当使用，并仅作为药物治疗的补充。

其实，除糖尿病保健食品外，自然界中有许多天然食品具有一定的辅助降糖作用，如苦瓜、黄瓜、魔芋、枸杞子等，糖尿病患者在保证摄入总

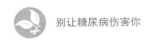
能量不变的情况下，有意识地经常选择食用以上食品，同样可以达到辅助控制血糖的目的。

患糖尿病需要补充维生素吗

糖尿病患者需要根据病情补充不同的维生素。

单纯糖尿病患者——补充 B 族维生素

2 型糖尿病的主要代谢特征是胰岛素抵抗。因为胰岛素抵抗，机体错误地认为"血糖不足"，就要动员脂肪和蛋白质进行分解，来"生成"血糖。在这个过程中会消耗大量的 B 族维生素，如生物素。因此，糖尿病患者应该适当补充 B 族维生素，也可食用富含生物素的食品，如酵母、动物肝脏、大豆、蛋黄等。

糖尿病伴并发症者——补充维生素 C、维生素 E 和微量元素硒

如果糖尿病患者的病情进一步发展，就很容易并发糖尿病血管症状。主要有大血管病变，包括冠状动脉、脑动脉的粥样硬化；也有微血管病变，如糖尿病肾病和视网膜病变。适量地补充维生素 C，可以增加生成血管的胶原成分的形成。此外，维生素 C、维生素 E 和微量元素硒可以抗脂质过氧化，对预防粥样硬化有积极的作用。同时，因糖尿病易形成感染，维生素 C 还可以增强机体抵抗力，降低感染发生率。

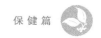

糖尿病伴神经病变者——补充维生素 B_1 和维生素 B_{12}

糖尿病另一大并发症是神经病变，患者出现肢体感觉异常，如麻木、疼痛、瘙痒等，还有肌张力下降、肌肉萎缩甚至麻痹。维生素 B_1 和维生素 B_{12} 可减少和缓解末梢神经炎等糖尿病神经病变。

糖尿病伴眼部病变者——补充优质蛋白质等

针对糖尿病视网膜病变以外的其他眼病，如白内障、青光眼和虹膜睫状体病变，可以适当补充优质蛋白质、维生素 A、维生素 B_1、维生素 B_{12}、维生素 C，以及锌、硒等微量元素。

82

科学运动 3 项注意

运动是治疗 2 型糖尿病的重要手段，尤其是有氧运动，能增强人体胰岛素敏感性，增加外周组织对葡萄糖的利用，减少肝糖原输出，改善心肺功能。糖尿病患者科学运动的总原则是：量力而为、循序渐进，选择合适的运动时间和运动方式，并注意监测血糖。

注意 1：运动时间以餐后 1~2 小时为佳

糖尿病患者的运动时间最好选择在餐后 1~2 小时。运动时应穿着宽松的衣裤、柔软的棉袜和合脚的运动鞋，运动前应先做 5~10 分钟的热身

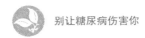

运动。

一般地说，活动时适度出汗、活动后肌肉有略微酸胀的感觉，就是对治疗有效的运动量。需要注意的是，糖尿病患者运动时一定要带点糖果，以防低血糖的发生。当然，和家人或朋友一起运动会更加安全。

注意 2：运动方式因人而异

糖尿病患者应尽量选择中低强度的运动。

最低强度运动　如散步、做家务、打太极拳等，可锻炼 30 分钟；

低强度运动　如跳舞、下楼梯、平地骑车等，可锻炼 20 分钟；

中等强度运动　如平地慢跑、溜冰、做操、上楼梯、划船、打羽毛球等，可锻炼 10 分钟。

以上每一种运动，在相应的时间内，平均消耗约 80 千卡（336 千焦）能量。随着运动时间的延长，所消耗的能量会逐渐增加。

需要提醒的是，有些老年人患有膝关节炎，应避免选择上下楼梯这种运动方式。同时，有糖尿病并发症的患者选择运动方式时要特别谨慎，如：

糖尿病合并视网膜病变者　应避免举重、拳击等需要屏气和可能会升高血压的运动，因为这些运动可能会导致眼底出血或视网膜脱离。

糖尿病合并外周神经病变、关节退行性病变及足部溃疡者　应避免跑步、打羽毛球等容易引起足部外伤的运动。

妊娠合并糖尿病患者　可以适当运动，但应根据情况选择低强度运动，运动时间一般不超过 15 分钟，妊娠后期（后 4 个月）应避免仰卧位运动。

注意 3：运动后整理必不可少

糖尿病患者运动结束后，应做必要的整理运动，如弯腰、踢腿等，使心跳恢复到每分钟比静息时高 10~15 次的水平再休息。同时，需要对足部进行自我检查，看看有无温度异常、发红、水疱和感觉障碍等。

哪些患者不适合运动

以下患者不宜运动：血糖控制不良，餐后血糖高于 16 毫摩 / 升；合并低血糖或酮症（脂肪分解加速，酮体生成过多，如果导致代谢性酸中毒则为酮症酸中毒）；合并感染或糖尿病肾病；合并不稳定性心绞痛。

83

特殊情况下的运动法则

①服降糖药的患者，应向医生咨询药物发挥最大效应的时间，运动应避开这个时间，以免引起低血糖。

②药物治疗的患者经过一段时间运动锻炼后，出现低血糖症状，应及时在医生指导下减少药量。

③为避免在运动中出现低血糖症状，可在运动时随身备几块糖，以防万一。若在运动中多次发生低血糖，应及时去医院就诊，在医生指导下调整治疗方案。

④血糖波动较大的脆性糖尿病患者，应以散步和一般步行锻炼为宜，避免剧烈运动。

⑤合并视网膜病变的糖尿病患者运动量不宜太大，以免诱发眼底出血。

⑥1 型糖尿病患者若血糖未能得到很好控制，或伴有心、肝、肺、肾功能不全和急性感染的糖尿病患者，均不宜运动。

⑦使用胰岛素的 1 型糖尿病患者以及运动后容易发生低血糖的患者，运动前可适量进食。

老年患者运动时安全第一

老年糖尿病患者年龄大，器官功能相对衰退，肥胖者更是如此，因此在制订运动计划时要把安全放在首位，可从以下几方面加以注意。

运动项目 强度小、节奏慢、运动后心跳不过快、呼吸平缓的运动比较适合老年人，可选择步行、远足、慢跑、骑自行车、游泳、太极拳等，温和又安全。

运动强度 从低强度开始，循序渐进。一般地说，60 岁以上的糖尿病患者运动时的心率应控制在每分钟 120 次以内。

运动频率 老年人机体代谢水平降低，疲劳后恢复的时间较长，运动频率以每周 3~4 次为宜。

运动时间 老年糖尿病患者每次运动持续时间可控制在 30~40 分钟。

家务劳动不能完全代替体育活动 有些糖尿病患者认为，每天花不少时间做家务，就无须再抽出专门的时间运动了。其实，家务劳动不能完全代替体育活动，家务劳动比较繁杂，容易让人感觉劳累，但运动量不一定够。而且做家务时，同样要把安全放在首位。

85

1型糖尿病，饮食、运动与众不同

除胰岛素治疗以外，1型糖尿病具有与2型糖尿病不同的饮食和运动治疗原则。

饮食

对于2型糖尿病，比较强调限制饮食中总能量的摄入，并强调通过合理运动促进热量的消耗。而对于1型糖尿病患者来说，虽然也比较注重能量摄入和输出的合理性，但更强调胰岛素治疗、饮食和运动三者之间的相互平衡。

首先，患者应在自我血糖监测的基础上，根据每日的活动量，灵活调整胰岛素用量、饮食量和餐次，严格避免低血糖的发生和血糖的较大幅度波动。

其次，患者尤其是处于生长发育阶段的青少年患者，应根据实际需要，给予平衡膳食以保证足够营养，同时避免高糖、高脂食物，多选择高纤维素食物，烹调以清淡为主。总能量的制订因人而异，在根据体重计算总能量的基础上，还要充分考虑患者的年龄、活动量、饮食习惯等因素。

运动

对于血糖控制良好的患者，应鼓励其多参加一些力所能及的体育活动，跑步、跳高、跳远、广播体操、游泳等均为理想的运动类型。运动原则是：持之以恒，量力而行。

运动过程中应注意以下事项：（1）必要时将胰岛素改为腹壁皮下注射，

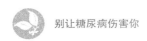

以免运动时吸收过快，导致低血糖发生；（2）运动后易出现低血糖者可于运动前有计划加用少量食品；（3）运动时应注意选择合适的服装，运动后注意清洁卫生；（4）对年龄较小的儿童，家长最好能够陪伴，既可给予照顾又能增加乐趣，更利于坚持。

86

糖尿病患者的旅行攻略

出行准备 1：考量身体状况

为了能够愉快游玩，糖尿病患者在做旅行计划时，要评估自己的体能和其他指标。最好到医院检查血糖、尿常规（观察尿酮体、尿蛋白等）、糖化血红蛋白、尿微量白蛋白和眼底。可以和医生讨论自己的出行计划，征求医生的意见，学习处理突发情况的方法。注射胰岛素的患者在出国旅行前，应请医生开诊断证明，以便随身携带的胰岛素注射针剂在出入境时顺利过关。

一般地说，如果有以下情况，出行计划应延期：血糖、血压控制不佳，合并酮症；经常出现低血糖、心脏不适、心功能不全；眼底有新的、大片出血；等等。如果刚刚更改治疗方案（如从口服药物改为胰岛素注射、启用新的药物治疗），血糖还不稳定，也要推迟出行。

出行准备 2：带足"旅行三宝"

血糖仪和试纸　血糖试纸要备足，为血糖仪准备一个备用电池也是明智的。

口服降糖药物或胰岛素　口服降糖药物要多准备数日的量，防止因天气变化或其他突发情况导致行程延长，以及药物丢失或受潮。胰岛素也要备足，一定要随身携带，妥善保存。千万不要将胰岛素放在托运行李里，因飞机货运仓温度在高空中为零下十几度，胰岛素会结冰、失效。如果夏季乘车或驾车旅行，下车时不要将胰岛素放在车内，以免车内温度升高使胰岛素变质。如果要乘飞机，不能带酒精，可以将被酒精蘸湿的棉球放在塑料袋里密封后携带。

小药盒　药盒里除了平时常用的降糖药、降压药、调脂药、阿司匹林等药物外，中老年患者宜再准备速效救心丸、感冒药、止泻药、消炎止痛药，以及创可贴、纱布等。睡眠不好、晕车的患者，有必要准备安眠药物和抗晕车药物。

出行注意1：坚持治疗，随时调整

许多患者觉得胰岛素治疗比较麻烦，想在外出旅行时改用口服降糖药物，回来后再进行胰岛素治疗。殊不知，这样的改变会使血糖突然升高，因为口服药物起效慢，一般1周左右才能达到最佳疗效。有些患者觉得每天注射四次胰岛素太麻烦，擅自改为每天两次或三次，这样做也不妥。如果想改动治疗方案，最好在出行前完成，以免导致血糖波动。

旅行时治疗的调整，是指随着进餐时间和饮食结构的变化而调整。存在时差时，很多人不知道该如何调整进餐时间。一般地说，如果已经按照国内时间进食晚餐，对于很快到来的按当地时间安排的午餐，可少吃一点，下一餐可以正常进食和用药。比如，出发前在北京打了胰岛素、吃了饭，到了欧洲或美国，应按当地时间注射胰岛素，因为胰岛素的注射是跟着吃饭时间走的。如果乘飞机时间过长，在飞机上进餐前还是应该注射胰岛素的。假如飞机上这餐与上一餐相隔时间太近，不妨少吃一点，这餐前不用

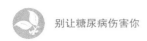

胰岛素，在餐后 2~3 小时自测血糖，或者到当地酒店后即自测血糖。若血糖很高，可少量用一点胰岛素；若血糖不是很高（小于 10 毫摩 / 升），则可到下餐前再恢复注射胰岛素。然后，再监测血糖。基本原则是，宁可血糖稍高一点，也不要发生低血糖。观察到血糖较国内高时，在血糖监测的基础上，可逐渐增加胰岛素用量，这样比较安全。

旅途中，大家一起进餐很热闹，很容易超量。及时把控住对美食的欲望很不容易，秘诀一是慢吃饭、多吃蔬菜；二是吃完即起身离开，宁可在餐馆门口溜达等候同伴出来，也不要吃饱了还边聊边吃。对于高能量食物，如黄油、甜点，只能浅尝辄止。如果吃了较多的水果和零食，正餐时就要自觉减量。

出行注意 2：追求快乐，注意防护

对于老年患者来说，根据体能安排活动、量力而行很重要。如果游玩一天后感觉十分疲劳，第二天就要减少活动量。

旅途中，应注意防护：爬山时宜用登山杖协助；游泳时应注意水温，事先做好热身运动；在沙滩上散步一定要穿鞋，防止脚被贝壳划伤、被灼热的沙子烫伤。合并周围神经病变的病友由于下肢和足的感觉迟钝，赤足在夏日的沙滩上散步很容易灼伤皮肤。脚上出现小伤口别不在意，应先用碘伏消毒，然后用无菌纱布包扎，若没有纱布，至少要用干净的手帕。爬山或者长途走路后要及时检查脚部，发现水疱或破溃应及时处理。小的水疱可不必处理，但需注意休息；大的水疱可用无菌针头刺破，放出液体，然后用无菌纱布或干净手帕包住，多休息、少走路，几天后水疱就会愈合，切不可自行将水疱的疱皮撕去，以免导致感染。

糖尿病患者在外旅行，特别需要注意防止跌倒。一部分糖尿病患者，尤其是老年、病程长、有并发症的患者，常合并体位性低血压（由卧位改为站立后，收缩压下降 ≥ 20 毫米汞柱和 / 或舒张压下降 ≥ 10 毫米汞柱），卧位或坐位时血压高或者正常，站立时血压下降。这些患者由卧位或坐位突然站立时，会发生头晕、视物模糊，严重的可能跌倒。病程长的老年糖尿病患者平时应注意测量卧位、坐位和立位的血压，如果合并体位性低血压，应到糖尿病专科门诊寻求医生帮助。即使平时没有体位性低血压，起床或由坐位站起时，动作也宜放慢，尤其是早上起床时，应先坐片刻后再站起来，稍等片刻后，再正常行走，以避免跌倒。此外，若需乘坐长途飞机，中途要离座活动、多饮水，防止出现下肢水肿，甚至血栓。旅行归来后，糖尿病患者需要调整几日。如果血糖控制不如出行前，要及时到医院就诊。如果旅行途中改变了治疗方案，旅途结束后也应及时加以调整。

87

久患糖尿病，开车前测血糖

严重的低血糖会导致头晕、眼睛黑蒙甚至昏迷等，非常危险。尤其对于驾驶员和从事高空作业的人来说，很容易发生意外。因此，患有糖尿病超过5年的患者，尽量不要开车或从事高空作业。

为安全起见，患有糖尿病的司机朋友应注意以下两点：第一，随身携带平常使用的降糖药物或胰岛素、血糖仪及食品（糖果、饼干、含糖饮料等）。第二，开车外出前最好测一下血糖。一般地讲，不能让血糖降到低于5.6毫摩/升。如果需要开长途车，在途中还要定时检测，若血糖低于5毫摩/升，就不要开车。

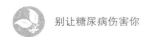

88

做糖尿病的"主人"

患糖尿病后的 4 种异常心态

怨天尤人 患者对生活逐渐失去了信心，情绪低落，血糖控制得一塌糊涂，终日为"糖"所困，憔悴不堪。

满不在乎 这类患者抱着满不在乎、无所谓的态度，不治疗，也不改变饮食习惯，酿成严重后果。

隐瞒病情 有些患者碍于面子，向朋友或同事隐瞒病情，有可能因没有向对方提出吃饭的要求而发生低血糖昏迷。

恐惧担忧 这类患者对生活中的各方面都非常重视，做任何事情都以糖尿病为中心，一有时间就四处寻访名医，以期讨到灵丹妙药、祖传秘方，饮食上更是严格控制，花了许多冤枉钱不说，人也越来越没有精神。

换个角度看问题

幸福生活的钥匙永远都掌握在自己手中。患上糖尿病，就要学会做糖尿病的"主人"。糖尿病如何对待他的"主人"，完全要看"主人"的态度。既然患有糖尿病是无法改变的事实，就要正视疾病、勇敢面对、不畏困难，树立战胜疾病的信心。要配合医生，积极开展饮食、运动及药物治疗，坚持正规治疗，不要道听途说、胡乱试药、乱用偏方秘方。同时，应该让亲朋好友、同事或老板知道自己患有糖尿病，这样会得到更多的关怀、帮助和督促，也有助于在出现意外时得到及时救治，并在工作上得到适当的安排和必要的照顾。

目前，糖尿病虽不能根治，但只要合理控制饮食、适当运动、科学用药并调整好个人状态，完全可以很好地降住"糖魔"，稳定病情，能像健康人一样生活、工作和学习。

我们度过的每一天、做的每件事，都是有好又有坏，有喜也有忧。生活中各种不好的事情往往是不可避免的，我们唯有调整自己，保持乐观的心态，才能过得开心，活得有滋有味。因为糖尿病，生活会发生很大的变化，少了一些东西，也少了很多乐趣。但换个角度看，会发现生活多了一些原来所没有的东西，也多了不少新的兴趣和爱好，还会结识新的好朋友。

89

半数糖尿病患者合并抑郁症

抑郁症，是指由于各种原因引起的以显著而持久的心境低落为主要临床特征的一类心境及情感障碍。糖尿病抑郁，是指患有糖尿病以后而出现的抑郁症。

"糖尿病"与"抑郁症"表面看起来似乎风马牛不相及，其实两者之间有着密切关系。临床调查资料显示：糖尿病患者抑郁的发生率明显高于非糖尿病患者，糖尿病患者患抑郁症的概率是正常人群的 3~5 倍；有 1/2 的糖尿病患者合并不同程度的抑郁症。长期需要血糖监测、吃药和注射胰岛素，大大影响了糖尿病患者的生活质量，加上经济负担，导致许多糖尿病患者最终患上抑郁症。

糖尿病患者合并抑郁症时，皮质醇分泌亢进，大量的皮质醇可降低葡萄糖的利用，并拮抗胰岛素的作用，使血糖升高、更难控制，从而严重影响患者及其家人的生活质量，甚至导致一些悲剧的发生。

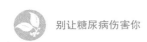

　　糖尿病合并抑郁主要表现为：情绪低落，郁郁寡欢，与周围处境不相称，可以从闷闷不乐到悲痛欲绝，甚至发生木僵；一般晨重夕轻；思维迟钝，记忆力减退；活动减少，动作缓慢，兴趣丧失，不愿参加社交活动，喜独处；常有焦虑、无能无用内疚感；睡眠障碍，以难以入睡或早醒为典型表现；多有疲乏、心悸、胸闷、胃肠不适、便秘等躯体症状；对生活丧失信心，有自杀意念或行为；性欲明显减退；部分患者有明显的焦虑，严重者可出现幻觉、妄想等精神病性症状；有些患者可出现心率增快、血压增高、心前区疼痛，还会出现诸如头痛、腰背痛、关节痛等以疼痛为主的症状，而且服止痛药也无济于事。

90

心理干预、药物治疗，战胜抑郁

　　糖尿病合并抑郁的治疗分为心理干预治疗和药物治疗两方面。

　　心理干预可帮助患者增强信心，消除疑虑与担忧，有效降低痛苦，大大改善心理状况，从而使生活质量得到提高。病情较轻的患者，家人和内分泌科医生即可对患者进行心理干预：首先，让患者多了解糖尿病的相关知识，让其明白只要较好地控制血糖就能减缓甚至避免并发症的发生；其次，让患者对未来有信心，因为随着科学技术的发展，会有更方便有效的方法来治疗甚至根治糖尿病，而患者目前需要做的就是把自己的身体状况调整到最好，等待新方法的到来；另外，家人要让患者在轻松愉快的环境中生活，经常跟患者聊天，尽量转移其对糖尿病的过度关注。对于病情较重的患者，家人要及时带他到心理科就诊，心理科医生会用更专业的方法对患者进行心理干预。

糖尿病抑郁的药物治疗，分对症治疗和抗抑郁治疗，必须要在专业医生的指导下进行。

糖尿病患者要学会自我精神调适，放宽心胸，以乐观、积极的态度对待生活、对待疾病；平时可多参加一些社交活动，并进行适量的运动锻炼，这有助于改善心情；还应多参加一些糖尿病专题讲座，了解糖尿病并发症的基本常识及应对措施，纠正错误认识及不良行为，更好地控制血糖，预防抑郁症的发生。

91

糖尿病患者的春季保健

多外出运动　美丽的春天，糖尿病患者应多外出活动、锻炼。

多吃野菜　春天，新鲜的萝卜、菠菜、油菜都应该成为糖尿病患者餐桌上的美味。各种各样的野菜（如荠菜等）也不妨多吃些，但应注意安全。

预防流感　每天定时开窗通风，早晚各20分钟。经常在太阳下晾晒被褥。勤洗手，用少量流动的水、一点肥皂或洗手液就可以阻断传染病的传播。

92

糖尿病患者的夏季保健

预防空调病　不要长时间待在空调房内。不要在空调出风口下睡觉，

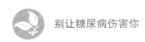

以免着凉；室内外温差在 5℃内为佳；经常开窗通风。

预防腹泻 将食物烧熟煮透后再吃，从冰箱里拿出的熟食也要彻底加热后才能食用，以保证安全。

预防中暑 尽量避免在阳光照射最强烈的时段（上午 9 时～下午 2 时）出门，如果一定要出门，要打遮阳伞，戴宽边帽和太阳镜，以防紫外线灼伤；运动应选在气温较低的清晨及傍晚进行。要特别提醒的是，当空腹血糖超过 11.1 毫摩／升时，更易发生中暑，应特别提防。

充足补水 每天应饮水 1 500~2 000 毫升，以温开水、清茶为宜，切不可贪凉，以免损伤肠胃。

水果适量 夏季水果丰富，水果中含有丰富的维生素和微量元素（如铬、锰），对提高胰岛素的降糖活性非常有利。如果血糖控制得不错，可以适当品尝瓜果，但有 3 点需要注意。①有的水果不宜吃，如葡萄、香蕉；有的水果可以适量吃，如草莓、西瓜；黄瓜、西红柿能量低，可随意吃。②吃进的水果要计入一天的进食量，如：50 克米饭约含 37 克糖，相当于一个中等大小苹果的含糖量，如果吃了一个苹果，就相当于吃了 50 克米饭。③最好在两餐之间或运动之后作为加餐来吃，不要在饱餐的情况下吃大量水果。

保护双足 不要赤足行走，应选择合适的软底鞋，避免穿硬塑料凉鞋，以免足部皮肤与凉鞋摩擦而破溃。每天洗足时检查一下有无皮肤裂伤、擦伤、水疱、红肿等足部损伤。一旦出现上述足部损伤，一定要及时去医院治疗，千万不要自行换药，以免引发感染甚至败血症。

防治皮炎 一旦患了皮炎，切忌搔抓，以免弄伤皮肤。有效的处理办法是每天用温水冲洗，擦干后外搽止痒搽剂或炉甘石洗剂。如发现有脓疱、疖肿等，应及早去医院就诊，以免延误病情。

93

糖尿病患者的秋季保健

美食限量　在血糖控制基本满意时，患者可在两餐之间或运动之后适当品尝瓜果。月饼是中秋节不可或缺的食品，糖尿病患者吃月饼只能"点到为止"，血糖过高的患者应禁食月饼。螃蟹等海鲜可以适当品尝，但对胃肠功能不好或有痛风的患者就不合适了。

增加纤维素　将各类蔬菜（如辣椒、胡萝卜、番茄、生菜、甘蓝等）用简单的盐、色拉油、柠檬汁调味，就能做成美味的蔬菜沙拉。糖尿病患者还可以将新鲜玉米、红薯作为部分主食，以增加纤维素的摄入。

呵护皮肤　应选择适合自己皮肤的蛇油或貂油性质的润肤霜，不能用含甘油的，因为甘油会使皮肤脱水。每天洗足后，应涂抹含维生素E的保护膏，并按摩足部15~20分钟。有下肢血管病变的患者要穿松软、保暖的鞋。

94

糖尿病患者的冬季保健

防寒保暖　从秋天起进行御寒锻炼，如坚持冷水洗脸，经常进行脸部、耳部按摩等。适时增减衣服，不要过早穿上厚棉衣，以免稍事活动就出汗，这样更容易感冒。如果感到手脚寒冷，可使用空调或添加衣物，不要用电

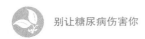

暖气、热水袋取暖，以免烫伤。

清淡润燥饮食　冬季气候干燥，饮食宜清淡，忌辛辣食物，每天饮水不少于 1 500 毫升。可以用无花果、罗汉果和金银花等泡水代茶饮。

避免增重　冬天要坚持饮食治疗，应控制总能量，同时注意膳食平衡，主食和蔬菜要多样化，用粗粮与大米、白面搭配。

加强护肤　做家务时，最好戴上橡胶手套；平时用肥皂洗手后，应涂抹适量润肤油；老年患者每周洗两三次澡就可以了，每次 10~15 分钟，沐浴液应选择温和滋润型的，尽量少用肥皂，也不要用粗糙的浴巾使劲搓皮肤；每天用热水泡足可起到一定的保健效果，但水温不宜超过 40℃，5~10分钟即可，洗后一定要仔细擦干；穿保暖、宽松、柔软、防滑的鞋。

误区篇

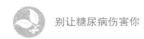

胰岛素应用常见 4 误区

误区 1：不按规定间隔时间注射胰岛素

分析：预混胰岛素要求间隔 12 小时于早、晚餐前半小时注射，换言之，如果早饭时间是 7 点，晚饭时间也应是 7 点，这样才能保证注射胰岛素的间隔是 12 小时。以诺和灵 30R 为例，其中短效胰岛素占 30%，中效胰岛素占 70%。短效胰岛素只控制当餐的血糖，中效胰岛素控制第二餐的血糖（晚上是控制夜间的血糖），如果在没到 12 小时的间隔就注射下一次胰岛素，上次中效胰岛素的作用还没有发挥完全，接着又加上下一次的短效胰岛素的作用，就会使胰岛素的作用重叠，造成低血糖；同时，由于这一次的提前注射，导致了下一次的间隔延长，中效胰岛素的作用在下一次注射前就发挥完毕了，很容易造成高血糖。

误区 2：盲目自行调整胰岛素剂量

分析：使用胰岛素治疗的患者，一定要知道各种胰岛素的作用特点，如起效时间、药效高峰时间、作用维持时间等。一般地说，短效胰岛素（或超短效胰岛素类似物）只控制当餐的餐后血糖，中效胰岛素控制当餐及下一餐的血糖且以下一餐为主，长效胰岛素类似物没有明显的作用高峰，主要维持全天的基础胰岛素水平。如果空腹血糖高，在排除"苏木杰"现象（由于降糖药用量过大或过度饥饿而引起短暂低血糖，随后出现血糖反跳性增高的一种反应）以后，应考虑是头天晚上的胰岛素用量不足，应增加睡前胰岛素的剂量，而不是加大早餐前的剂量。因此，糖尿病患者出现血糖异常时应听取医生的意见，不能想当然地自行盲目调整胰岛素用量。

误区 3：胰岛素用量一成不变

分析：糖尿病患者血糖得以控制时的胰岛素用量并不代表日后所需的维持量。因为经过一段时间的治疗后，高血糖被控制，患者胰岛 B 细胞的功能可逐步得到改善，胰岛素的需要量可相应减少。在此阶段应定期监测血糖，并根据血糖情况，酌情减少胰岛素用量，直到每日最少的必需量。当然，维持量也不是固定不变的，应根据日后的饮食情况、运动量大小、有无应激状况及血糖变化及时增减。增减后两周内应密切监测血糖。

误区 4：饮食、运动不规律

分析：糖尿病患者在注射胰岛素期间，更应保持饮食和运动的规律化。因为胰岛素的剂量是按照规律的饮食和运动设定好的，所以，在固定了胰岛素用量之后，饮食和运动尽量不要做太大的变动。注射胰岛素后要按时定量吃饭，如果事先知道有较大的运动量，可以减少胰岛素用量或者增加进食量。

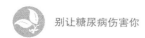

莫入 10 大饮食误区

误区 1：不能吃、不能喝

分析：不少糖尿病患者认为，一旦被戴上"糖尿病"或"糖耐量低"帽子后，就要严格饮食控制，过一种近似"苦行僧"的生活，"不能吃肉、不能多吃粮食、不能吃水果、不能……"，糖尿病简直就成为"不能吃、不能喝"的代名词。的确，有些患者有超强的"意志力"，不多吃一口，宁可挨饿，可结果是血糖控制并不理想，造成体重下降、血浆蛋白降低、乏力、营养不良、免疫力降低，使得感染性疾病的发生率增加，生活质量也因此大打折扣。

科学管理糖尿病患者饮食，就是要让糖尿病患者既充分享受饮食的乐趣，同时又能有效地控制糖尿病。在总能量不变的前提下，应用食品交换原则，即营养素含量相似的食物可进行等能量互换，可以大大增加食物的选择空间，使得糖尿病患者的食谱不至于那么单调、刻板。

误区 2：多吃了食物，只要加大口服降糖药就没事

分析：一些患者在感到饥饿时常忍不住多吃饭，随后自行加大服药剂量，误认为饮食增加了，多吃点降糖药就可以控制住血糖。事实上，这是将饮食控制和药物控制的相互关系搞颠倒了。这样做不但使饮食控制形同虚设，还加重了胰腺的负担，而且因降糖药使用过量，增加了发生低血糖及药物毒性作用的可能性，不利于病情的控制。

糖尿病患者应做到饮食定时、定量、定餐，保持一定的规律，并在医生的指导下，调整降糖药的用量和用法。

误区 3：主食吃得越少，血糖控制得越好

分析：不少糖尿病患者认为，只要控制主食摄入，饭吃得越少，血糖就能控制得越好。有的患者甚至连续数年把主食控制在每餐仅吃 25~50 克，其结果是血糖控制得非常不理想。其实，糖尿病患者主食摄入不足，总能量无法满足机体代谢的需要，导致体内脂肪、蛋白质过量分解，出现消瘦、营养不良，甚至饥饿性酮症酸中毒。还有一种情况，糖尿病患者只关注控制主食，而对其他如油脂、零食、肉、蛋等食物却不加限制，甚至希望借助这些食物的摄入来填补严格限制主食所造成的能量亏空，每日大量进食油炸、油煎的动物食品，结果使得每日摄入的总能量远远超过控制范围。要知道，脂肪（特别是饱和脂肪酸）和胆固醇摄入过多，会增加血脂异常和心血管并发症的发生风险。

主食是糖尿病患者最主要和最经济的能量来源。主食中所含的复合型碳水化合物（多糖）相对于简单糖（如白糖等），其升血糖的速率较慢、幅度较小。在适当范围内保证一定量的主食摄入，不仅可为糖尿病患者提供必需的能量，更可防止油脂等过多摄入。

误区 4："咸"食品不用控制

分析：有人错误地认为，糖尿病患者就是不能吃甜的食物，吃饭要控制，但咸面包、咸饼干以及市场上大量糖尿病专用甜味剂食品因不含糖，饥饿时可以充饥，不必控制。其实，各种面包、饼干都是用粮食做的，与米饭、馒头一样，吃下去也会在体内转化成葡萄糖而导致血糖升高。

咸面包、咸饼干以及糖尿病专用甜味剂食品，的确可以改善单调的口

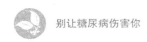

味，提高生活乐趣，但必须把这些食品提供的能量计算到每日摄入的总能量范围内。特别值得一提的是，糖尿病患者还可能伴有高血压，过多摄入咸的食物，会造成钠盐摄入过多，有增高血压的风险。所以说，多吃"咸"食物对糖尿病患者也是不可取的。

误区 5：少吃一顿，可以不吃药

分析：有些患者为了控制好血糖，自作主张少吃一顿饭，特别是早餐，认为不吃饭就无须吃药了。其实，吃药的目的不仅仅是为了抵消饮食所导致的高血糖，还为了降低体内代谢和其他升高血糖的激素所致的高血糖。不按时吃饭，也容易导致餐前低血糖的发生；少吃一餐，必然会引起下一餐的饮食摄入量超过正常水平，破坏了饮食控制的规律，导致血糖控制不稳定，影响治疗效果。

患者应遵守医嘱，按时、规律地用药和吃饭。

误区 6：吃馒头比吃米饭，血糖值升得更高

分析：有些患者仅凭一次吃馒头后测得的血糖值（或凭自测尿糖显示尿糖高）比吃米饭高，就武断地认为糖尿病患者只能吃米饭不能吃馒头，甚至不吃所有面食。其实，面粉、米饭所含的碳水化合物、血糖生成指数都是相似的，对血糖高低的影响没有特别大的差异。

不要轻易放弃一大类主要食品，否则更容易导致食谱单调乏味，人为地影响饮食治疗的顺利执行。

误区 7：吃 × × 食物降血糖

分析：常听糖尿病患者说，多吃 × × 食物，可以降低血糖。其实这是

一种误解。一般情况下，绝大多数食物都含有能量，只不过有的食物主要含脂肪，有的主要含糖类，也有的食物既含脂肪又含糖类。只要含有能量，摄入体内后就会升高血糖。只是有的食物能量低，或含有膳食纤维等营养素，升高血糖的速度不快、力度不大，但总的趋势还是会升高血糖，而不会降低血糖。人们常说的苦瓜、南瓜等，都属于此种情况。

用食物降血糖是不可能的。特别要提醒大家的是，有些不法商贩为了牟取利益，在食品中添加了降糖药物。国家食品药品监督管理总局（现为国家市场监督管理总局）规定，在食品中是不允许添加药物的。如果在不知情的情况下，患者食用了含有降糖药物的食品，会导致严重的低血糖反应，后果不堪设想。

误区 8：植物油不需要限制

分析：有些患者认为，植物油含有丰富的多不饱和脂肪酸，只要不吃动物油，平时多吃些植物油不会有问题。的确，植物油含有不饱和脂肪酸，对健康有好处。但是，无论是动物油还是植物油都是脂肪，1 克植物油和 1 克动物油产生的能量都是 9 千卡（37.6 千焦）。如果不控制植物油，同样会造成每日总能量摄入超标，不仅使体重增加，导致肥胖，还会影响血糖的稳定。

对糖尿病患者而言，每日植物油用量不宜超过 30 克。对肥胖或伴有血脂异常的糖尿病患者而言，更应将植物油限制在每日 25 克或 20 克以下。

误区 9：每日只吃粗粮不吃细粮

分析：有一种观点认为，粗粮富含膳食纤维，建议糖尿病患者每日仅吃粗粮不吃细粮，这样做有利于控制血糖。的确，粗粮含有较多的膳食纤维，有延缓餐后血糖升高、降脂、通便的功效。然而，粗粮是一把"双刃剑"，如果不加控制地大量摄取粗粮，也会导致摄入能量超标，对血糖控

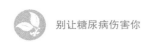

制不利。与此同时，还会造成诸多问题：①引起胃排空延迟，造成腹胀、消化不良，甚至还可能影响到下一餐进食。②在延缓糖分和脂类吸收的同时，在一定程度上也阻碍了部分常量和微量元素的吸收，特别是钙、铁、锌等元素。③降低蛋白质的消化吸收率。④伴有胃轻瘫的糖尿病患者大量进食粗粮，会加重胃轻瘫症状并导致低血糖反应。注射胰岛素的糖尿病患者尤应注意。

对糖尿病患者而言，粗粮并非多多益善。正确的做法是：粗细搭配，比例为粗粮 1 份 + 细粮 3~4 份。这样既能发挥粗粮的功效，又避免了粗粮进食过多产生的不良反应。

误区 10：不能吃糖，但可以吃蜂蜜

分析：有些患者不敢吃糖，就吃一些蜂蜜来代替甜味；还听说蜂蜜有助于通便，能治疗便秘。其实，蜂蜜、蜂王浆中含有较高浓度的单糖，吃多了同样会使血糖升高。

糖尿病患者若喜欢吃甜食，可以在膳食中加入甜味剂，以代替真正的糖。至于通利排便，方法很多，不一定非要用蜂蜜。

97

中医药是否已攻克糖尿病

目前没有任何证据证明中药可以根治糖尿病。糖尿病的病因至今未完全搞清，无论是西医还是中医，目前都还不能解决糖尿病的根治问题，只能做到有效控制。就降糖效果来讲，西药（包括口服降糖药及胰岛素）更

具优势，中药在这方面则要逊色很多，真正有明显降糖作用的纯中药几乎没有。至于那些服用后确有显著降糖效果的中药丸剂、散剂，虽然对外宣称是"纯中药制剂"，其实几乎都加了西药成分。患者吃了这些掺了假的"中药"，血糖自然也可降低，但却很不安全；如再同时服用降糖西药，后果非常严重。

98

基因修复治疗糖尿病不现实

核酸是基因合成的原料，糖尿病的发生并不是因为人体缺乏这些原料，故补充核酸是无济于事的。基因的修复需要依靠基因工程。现代医学研究发现，糖尿病是多基因病，仅候选基因就有200多个，人们试图找出主要基因，但至今尚未发现。在这种情况下，所谓的"基因治疗"无法进行。也有人试图将产生胰岛素的基因转导到体内以产生胰岛素，虽然这些努力会有结果，人类根治糖尿病也是有希望的，但路途漫长。总之，某些药物号称"可以用基因修复治疗糖尿病"，目前是无法实现的。

99

干细胞疗法有效吗

目前，干细胞治疗糖尿病仍处在探索阶段，技术尚不成熟，纳入研究

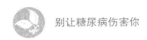

的患者人数较少，很多研究随访时间相对较短，疗效不确切，对其可能存在的副作用和不良事件缺乏充分认识。因此，中华医学会糖尿病学分会曾专门发布《关于干细胞治疗糖尿病的立场声明》，明确提出不建议将干细胞移植治疗糖尿病的技术作为常规的临床实践。目前市面上宣扬的各种糖尿病干细胞疗法有夸大疗效的嫌疑。

100

"植物胰岛素" 不能代替正规治疗

销售"植物胰岛素"的商家介绍："植物胰岛素是纯粹从天然植物中提炼、具有生物活性的口服植物胰岛素，绝对没有任何毒副作用，也不会产生依赖性，百分之百纯天然，并且对 1 型糖尿病、2 型糖尿病都适用。"看上去似乎很科学，很有吸引力，但其实漏洞百出。

首先，植物中不可能有胰岛素。再者，口服以后，蛋白质随着消化道蠕动到达胃部，会被胃酸、消化酶破坏、水解，不可能发挥胰岛素的生物活性作用。目前，临床上患者使用的胰岛素都是通过皮下注射或静脉注射发挥药理作用的。最后，"植物胰岛素"中添加的降糖西药易致低血糖发生。

临床医师不推荐患者服用所谓的"植物胰岛素"，它绝不能替代口服降糖药物和胰岛素治疗，糖尿病患者应该到正规医院内科或者内分泌科长期就诊随访，在医师指导下长期合理用药，并且监测血糖，切勿轻信所谓的神奇降糖药物——"植物胰岛素"。